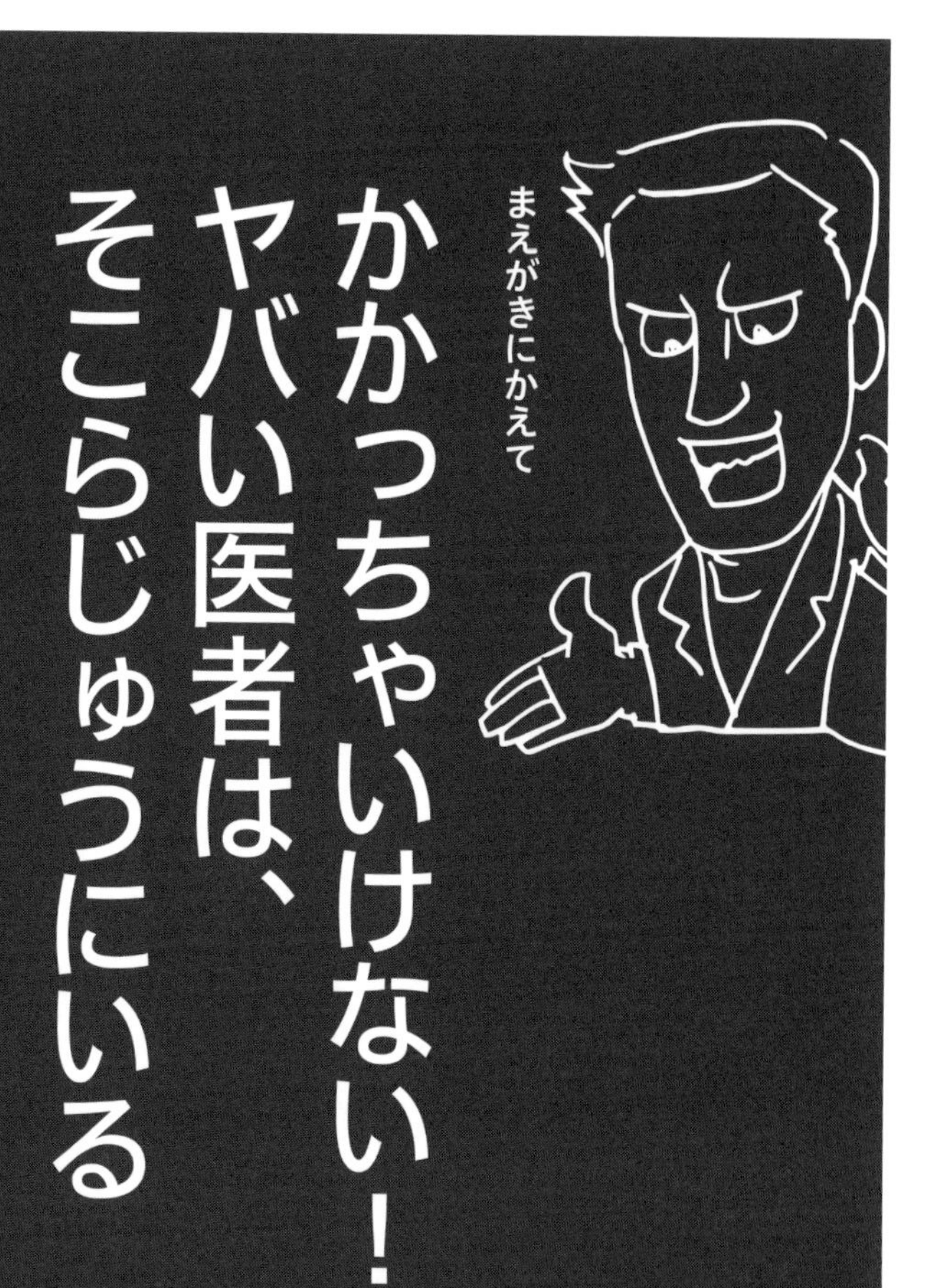

まえがきにかえて

かかっちゃいけない！ヤバい医者は、そこらじゅうにいる

みなさんは、病気をしてお医者さんにかかるとき、どんな視点で病院を選んでいますか？

「自宅から近いから……」

「会社の目の前だから……」

「利用しているターミナル駅にある病院なので」

などなど、立地の条件で選ぶ人もたくさんいらっしゃることでしょう。

「夜遅くまで診療しているから……」

残業を終えてからでも診察してくれる病院は、お勤めの方にはありがたいですよね。

「テレビや雑誌などのメディアで紹介されていて、先生も有名人だから……」

なるほど！　行列ができるレストランみたいで、確かに気になりますね。その道のエキスパートである専門医の先生なら、的確な診断を受けられそうです。

「待合室も、診察室もとにかくゴージャス。内装もキレイ！」

医療機関は、清潔感が第一ですから、キレイな病院は安心できますよね。

どうせ通院するなら、きんぴかゴージャスな病院で、お洒落なイケメン・ドクターに診てもらったほうがお得かもしれません。


さて、ここでみなさんに質問です。

来院時の受付スタッフが、アイドルみたいにカワイイ女の子、もしくは人気若手俳優のようなイケメン男子の病院があったら……、みなさんは診療を受けますか？


あくまで受付をするだけのスタッフですから、確かに話しやすくて気軽にコミュニケーションがとれるキャラの人であることに越したことはありません。

さらにビジュアルも◎のカワイイ女の子やイケメン男子に、

「今日はどうしましたか～？」

なんてニッコリ尋ねられたら、誰だってうれしいものです。

『この病院に通院しちゃおう!』

まだ、診察するドクターにも会っていないのに、そんなふうに心に決めてしまう人は少なくないのではないでしょうか。

しかし、ちょっと待ってください!

詳細は本編で解説しますが、実は**この手の病院には、かかっちゃいけないヤバい医者が待ち構えているケースが多い**のです。

「カワイイ女の子やイケメン男子の受付スタッフがいたら、その病院は要注意!」

医療コーディネーターとして、星の数ほどの医療現場を見てきた私は、本書で声を大にしてそう断言します!

一口に病院といっても、それぞれのクリニックの特徴は、すべてバラバラです。

10軒あれば十人十色、100軒あれば百人百様、**1000軒あれば……まさに千差万別であるのが病院**なのです。

自宅や会社に近いからとか、夜遅くまで診療しているからとか、院内がゴージャスでキ

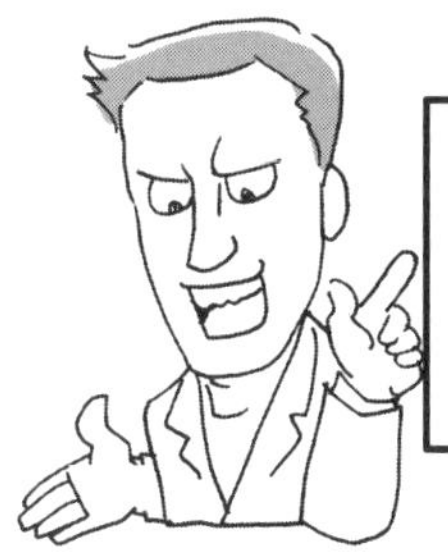
かわいい受付嬢の
いる病院は
要注意！かも…

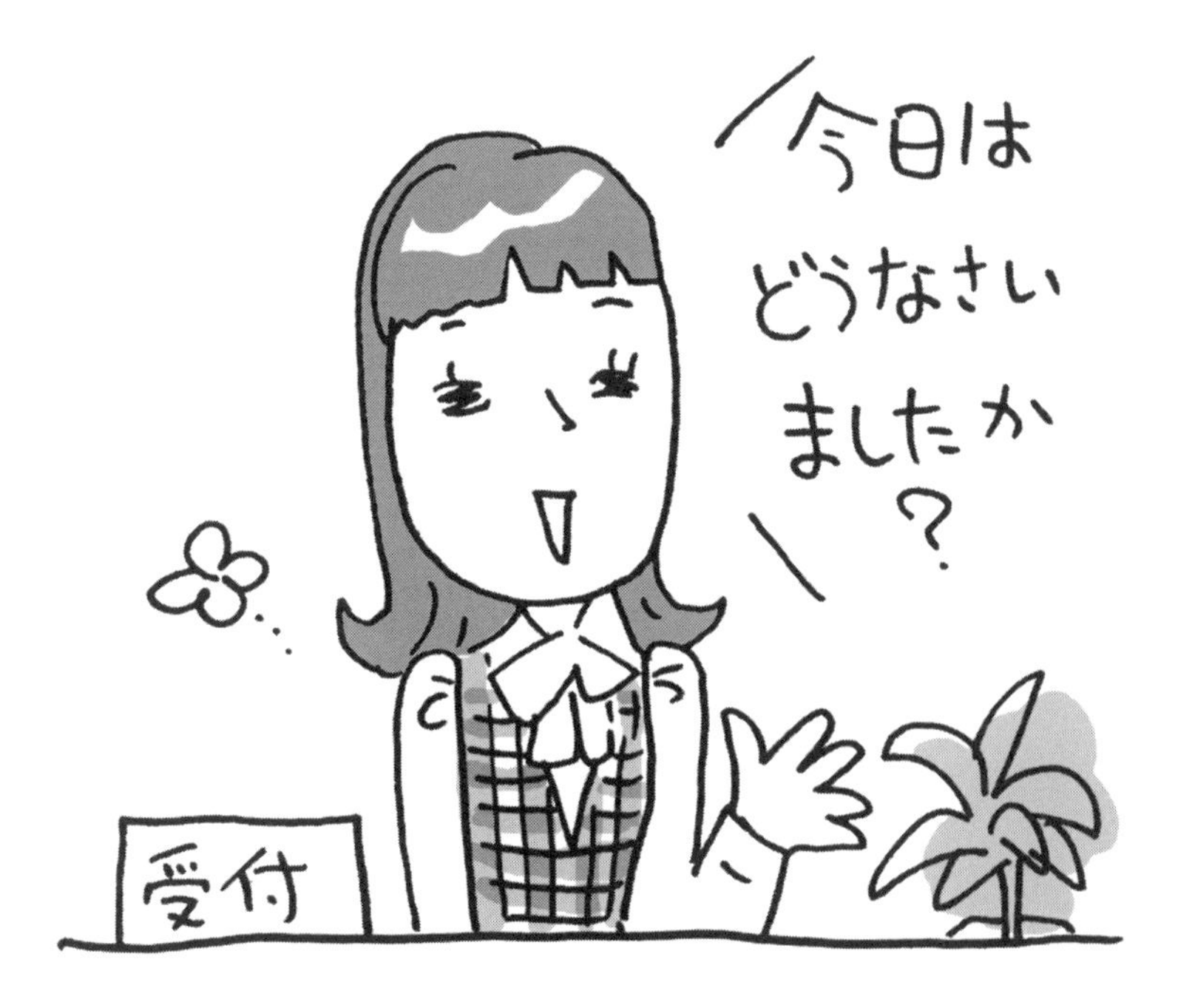
今日は
どうなさい
ましたか
？
受付

レイなどという一般的な視点で見ている限りは、どんな病院でも大した違いはないように目に映るかもしれません。

しかし、みなさんが**本書を読み終える頃には、いままでとはまったく異なる視点で病院や医師の姿が見えるようになる**ことでしょう。そして、

『ヤバい医者は、そこらじゅうにいるんだ!』

そんな現実に気がついてしまうはずです。

平成から令和になったいま、病院やクリニックの運営は、これまで以上に個性や専門性が求められる時代へと突き進んでいます。

ドクターは診察するだけでなく、常に患者をかき集めるために必死なのです。

医療業界は、凄まじいスピードで進化しています。

医療機器はどんどん高度化し、さまざまな機器にAIが搭載されるようにもなりました。

例えば、診療を終えた患者の次回の予約をとる場合には、AIによって自動的に空いている時間帯に誘導するシステムも導入されました。

さらに患者の属性や病名、診断の内容などのデータを集積して、その統計を分析した上

で経営方針を打ち出さなければ、たちまち閑古鳥が鳴いてしまうご時世なのです。

お医者さんは診察室に籠っているわけにもいかずに、やり手営業マンも真っ青になるぐらいに駆け回り、あの手この手で受診率を上げることに躍起にならざるを得ないのが現実です。


診察を受ける患者としてしか、医師と向き合うことのない一般の方々には、あまり意識できないことだと思いますが、**街のクリニックのドクターは医師であると同時に経営者**でもあります。

そんなことをいうと、

「医療＝サービス業ってことかい？」

なんて揶揄されそうですが、経営者であるドクターにとっては、日々の診療だけではなく、経営者としての手腕もしっかり持ち合わせていないと、たちまち廃業へと追い込まれてしまうのです。

しかし、患者にとっては必要なのは、やり手経営者としての手腕ではなく、医師としての腕ですよね？

そんなときに役立つ情報をまとめたいと思い、本書をしたためた次第です。

これからご紹介する20のエピソードは、10年以上にわたって常に医療業界の最前線で関わり続けてきた私が、医療コーディネーターとしての目線で見てきた現場の生の声やエピソード、さらには私自身が患者として診療を受ける側から目にした真実……この2つの視点から観察したもので、みなさんには**「ヤバい医者の見分け方」として役立つ情報**だと確信しています。

本書によって、みなさんが確かな〝**審医眼**〟を得られることを祈ります。

医療コーディネーター・三田はやと

目次

本当はヤバいクリニック②

診察室がメチャクチャ汚いクリニック

本当はヤバいクリニック③

標榜科にムリがあるクリニック

本当はヤバいクリニック⑳

AIに頼り過ぎるドクターのいるクリニック

あとがき

どうせ診療を受けるなら安心安全なドクターに診てもらいたい

本当はヤバいクリニック①

受付スタッフが
異常にかわいいクリニック

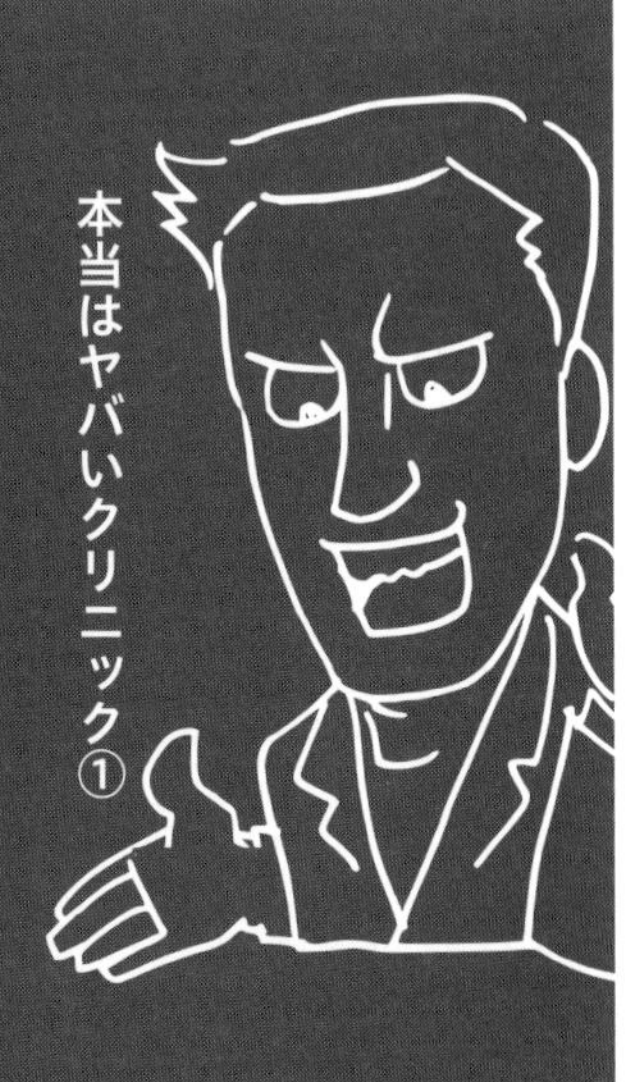

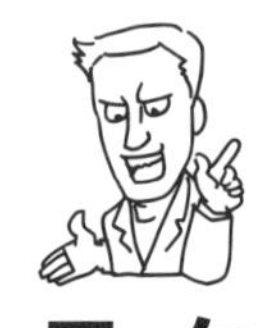

クリニックの新規開業数はラーメン屋より多い

「なぜ、受付スタッフが異常にかわいいクリニックがヤバいのか？」

この問題を考える前に、読者のみなさんには是非一度街歩きをする際にでも**「クリニック探し」ゲーム**をしてみていただきたいと思います。

都市部の街並みをクリニック探しをしながらブラブラ歩けば……、

『あっ、あったあった。1軒目発見！』

と思った矢先に、

『おっと、たちまち2軒目発見……あれ、向かいにもあるな。3軒目……』

にとどまらず、間髪入れずに、

『ここにも！　4軒目……って、同じビルに3軒もあるじゃん！　この街は**クリニックだらけ**なのか？』

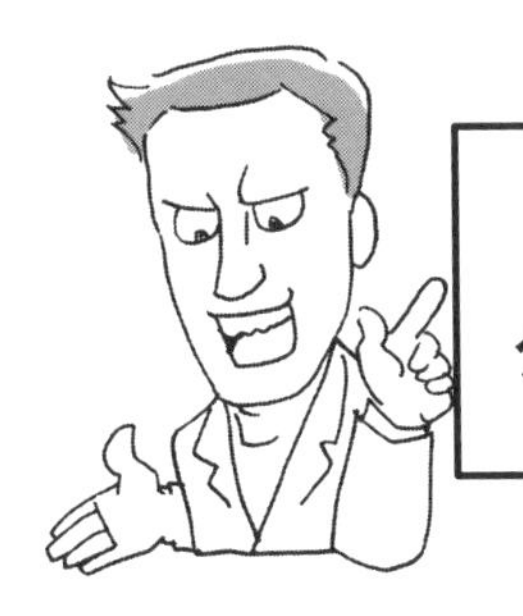

日本の街は クリニックだらけ

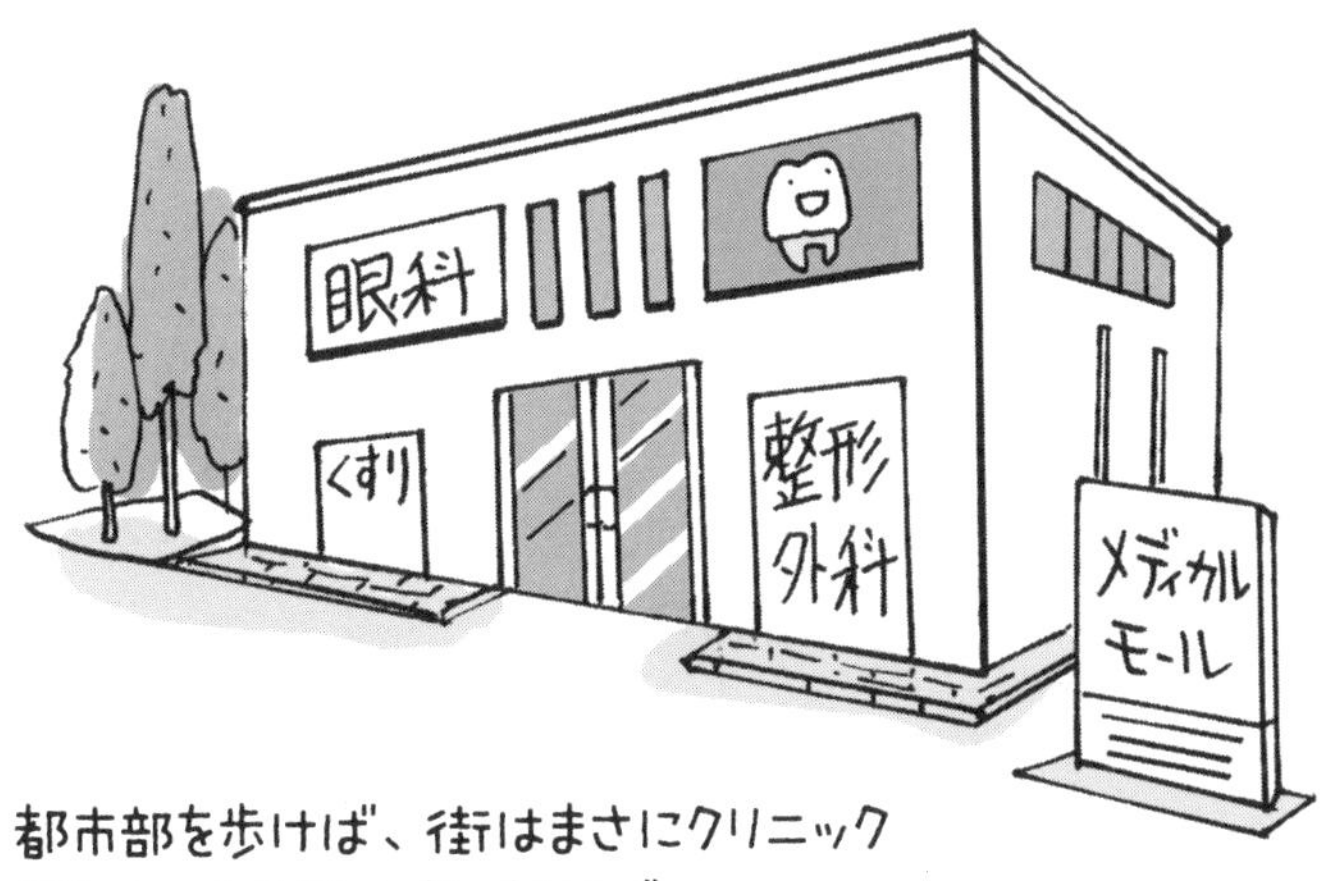

都市部を歩けば、街はまさにクリニックだらけであることに気づくはず。
「メディカルモール」と呼ばれるクリニックや薬局の集合ビルもめずらしくない。

きっと、クリニック探しゲームの結果はそんな結末になるはずです。

みなさんがクリニック探しゲームをした際に受けるはずの「街はクリニックだらけ」という印象どおり、**日本の都市部では新規開業のクリニックがどんどん増えています。**

『新しい病院が増えれば、日本の医療環境は安泰だ……』

そんなふうに感じるかもしれませんが、実はこの点にこそ、私が「受付スタッフが異常にかわいいクリニックがヤバい」と警鐘を鳴らす理由があるのです。

クリニックの新規開業数が増加して、日本の医療環境が充実する……という事実も、少し見方を変えてみると、

『えっ、そんな怖い状況になっているのか……』

という印象に変わってくることでしょう。

さて、ここで問題です。

みなさんは、全国でクリニックの新規開業数は年間どのくらいあると思いますか？

まったくのヤマ勘で結構ですので、ちょっと予想してみてください。

クリニック……つまり、「一般診療所」と呼ばれる医療機関が日本にどれくらい存在し、1年間に何軒程度増えているのかを把握することは大変重要なことなのです。

さて、予想した数字は出ましたでしょうか?

答えは、次ページの上図のとおりなのですが、クリニックの新規開業数はおよそ年間4000~5000軒となります。

確かな資料で確認したわけではないのですが、ラーメン屋さんの年間の新規開業数は、全国でおよそ3000軒ほどだそうですから、**新規開業数はラーメン店よりもクリニックのほうが多い**といえそうです。

新規開業数と比較して、年間の廃業数は2000~4500軒程度で推移していますので、**近年クリニックはずっと増加傾向にある**といえます。

同じく次ページの下図を見てください。

クリニック……つまり、一般診療所の数は1996年は8万7909軒だったものが2012年には10万1152軒に大幅増加となっています。

一般診療所の開業・廃業・休業・再開数の推移

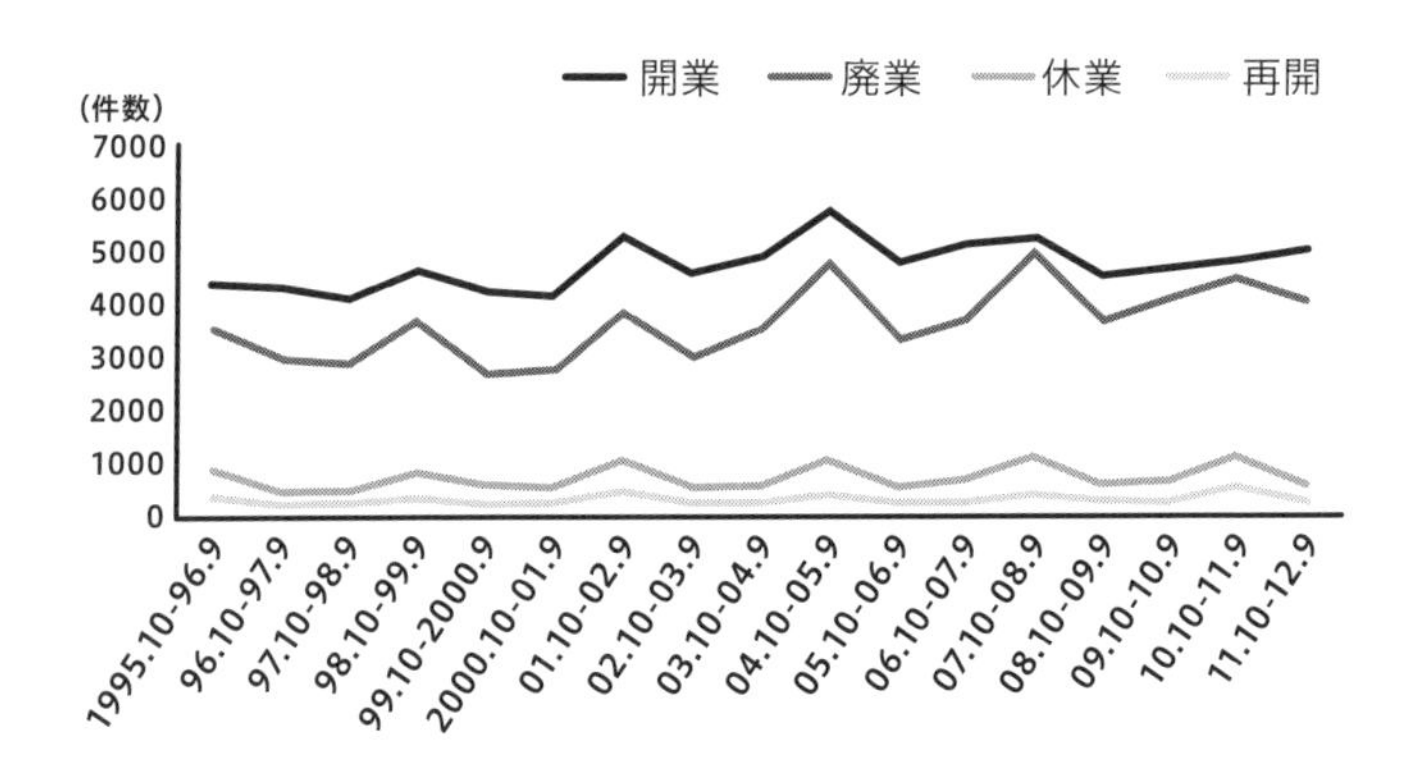

一般診療所数の推移

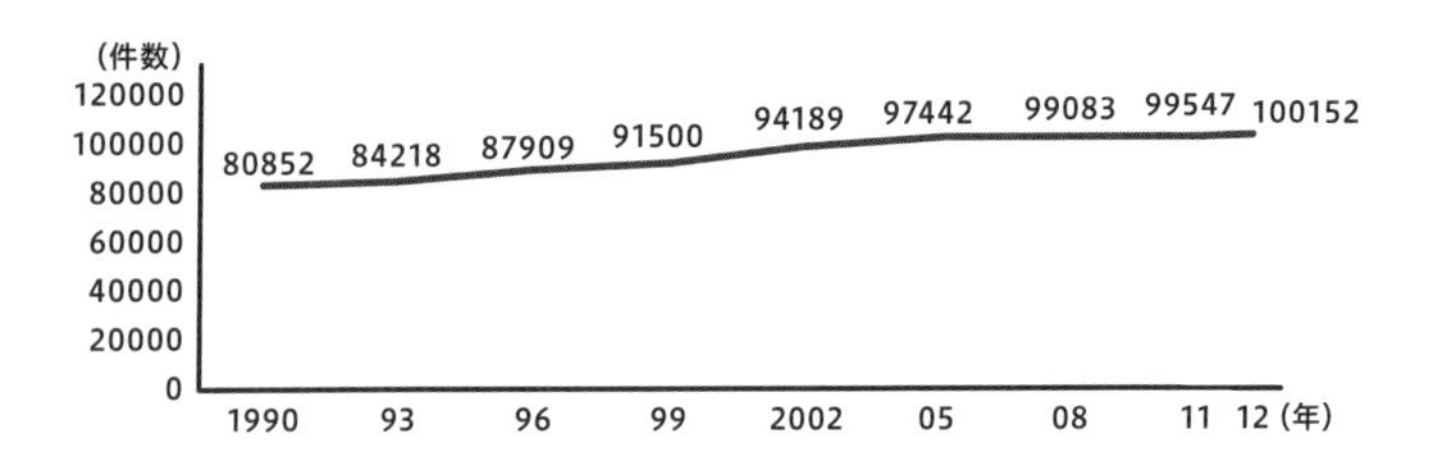

いずれも出典：厚生労働省「医療施設調査」を参考に作図

さらに別の新しいデータによると、２０１７年には10万１４７１軒に増えているようですので、都市部が中心とはいえ、**クリニックはどんどん増加している**のは間違いありません。

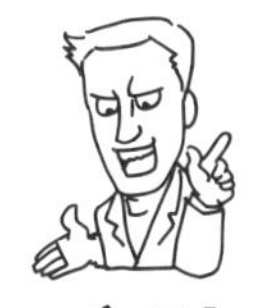

院長の好みで採用される結果、ビジュアル◎のスタッフが増える

このようにクリニックがどんどん増加しているということは、日本の医療環境が充実の一途をたどっているということですから、確かによろこばしいことです。
また、医療界に新しい雇用が生まれて、若いスタッフが増えていくことも社会的によいことであるに違いないでしょう。

しかし、クリニックが増加傾向である現況をもろ手を挙げて歓迎する前に、ちょっと落ち着いて次のことを考えてほしいのです。

『新しいクリニックに経験のない若いスタッフが新規雇用された場合、そのクリニックが提供する医療サービスのクオリティは低下しないのか？』

経験の少ない医師はもちろんですが、実は**来院時に経験の少ない若い受付スタッフによる案内を受けることには少なからず不安がある**のです。

医療機関には、日々さまざまな症状を抱えた患者さんが押しかけます。

実績がなく、経験の少ない若い受付スタッフでは、数々のイレギュラーに対応できるはずもなく、対応が後手に回ってしまう可能性も否定できないのです。

命を脅かす危険な医療事故は、来院時の対応ミスから起こることも少なくありません。

医療現場への信頼や安全性とは、医師を含めて、その現場で働く全スタッフのクオリティの高さによって担保されるものです。

その点では、実績や経験のない若いスタッフよりも、百戦錬磨の経験豊富な年配スタッフのほうがはるかに勝ります。

しかし、医療コーディネーターとして10年以上にわたって医療現場の最前線を観察してきた私の経験でいえば、**新しいクリニックでは、経験の少ない受付スタッフ……それも若くて美人、もしくはイケメンのビジュアル系スタッフが務めているケースが大変多い**と感じられます。

患者さんの安全性を最優先に考えれば、受付スタッフといえども百戦錬磨の経験豊富な年配スタッフのほうがよいはずなのに、なぜ新規開業したクリニックでは、経験の少ない若いスタッフ率が高くなってしまうのでしょうか？

この問題に対するおよその答えは次のとおりです。

『クリニックのスタッフ採用時の面接および判断は、経営者である院長先生がひとりでおこなっているから！』

つまり、**若くてビジュアル的にも◎の受付スタッフが多いのは、院長を務めるドクターが自分の好みに従って採用するスタッフを決めているから**なのです。

この「院長先生自身の好み」というものを少し意地悪な言い方で説明すれば、それは必ずしも安心安全の医療サービスを提供するためにベストなスタッフを選ぶのではなく、むしろ新しくてピカピカのクリニックの雰囲気に合う人を採用しがちであるということになるでしょう。

もちろん、この採用の仕方にも利点はあって、新しいクリニックの明るくフレッシュな雰囲気づくりを心がけて、患者さんの再来率のアップ、もしくは離診率の低下を狙うことには大きく貢献します。

患者さんは誰しも、明るくて清潔で、フレッシュな雰囲気のクリニックに通いたいものです。

この点でいえば、経験が少なくても、若くて元気のいいスタッフ、それも美人やイケメンの受付スタッフを採用することは、重要な企業努力の一環とはいえるでしょう。

まえがきでも記したとおり、カワイイ女の子やイケメン男子の受付スタッフに、

「今日はどうしましたか〜?」

なんて尋ねられたら、誰だってうれしくなって、

『この病院に通院しちゃおう!』

と思ってしまうものですから……。

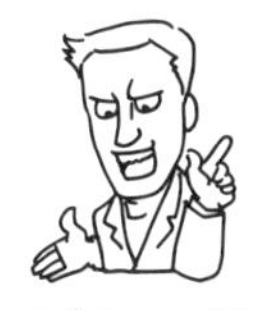

受付スタッフは患者と医師のかけはし

しかし、ハイクオリティで安全性の高い医療サービスを受けたいとみなさんが考えるのであれば、受付スタッフに若さとビジュアルを求めてはいけません。

クリニックに入ったとき……若くてカワイイ美人の女の子やイケメン男子の受付スタッフに出迎えられたら、

『このクリニックの院長は、医師として患者の安全性を最優先するのではなく、経営者として儲けることを優先して考えているかもしれない……』

そう疑ってみるべきだと私は考えます。

本来、受付スタッフの仕事は、多くの医療知識をしっかり学び、さらに現場で経験を積んだ者がおこなうべき重要な任務です。

具体例を挙げれば、適切な請求になっているかの会計チェック、毎月の診療報酬（レセプト）の点検などの会計事務はもちろんのことですが、何より初診時の患者接遇……つまり、患者さんに適切な診療を受けてもらうために、受付時の声掛けの内容や問診票の記載事項をチェックして、医師と患者さんの間をとりもつ、かけはしとなる大切な役割を担っています。

最適な受付スタッフを雇用するためには、医療知識に裏付けされた専門性こそ重要視され、外見や若さなどによる判断はまったく必要ないのです。

経営者としての利益優先主義ではなく、患者さんに対して最適の医療サービスを提供しようと考える医師であれば、自分で開業したクリニックの受付スタッフには、経験の少ない若いスタッフではなく、百戦錬磨のベテランを採用したいと考えるはず。

受付スタッフは、医師と患者の間をとりもつ重要な役目。ビジュアルより経験値です！

なるほど
お熱も
あるんですね
この症状だと
皮膚科ではなく、
整形外科に
ご案内すべきね…
受付

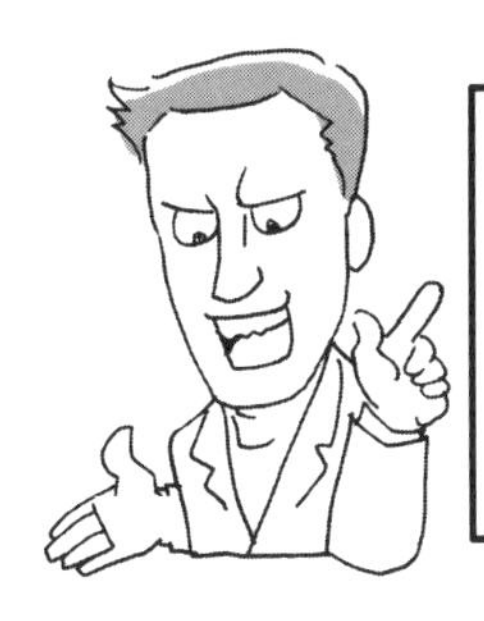

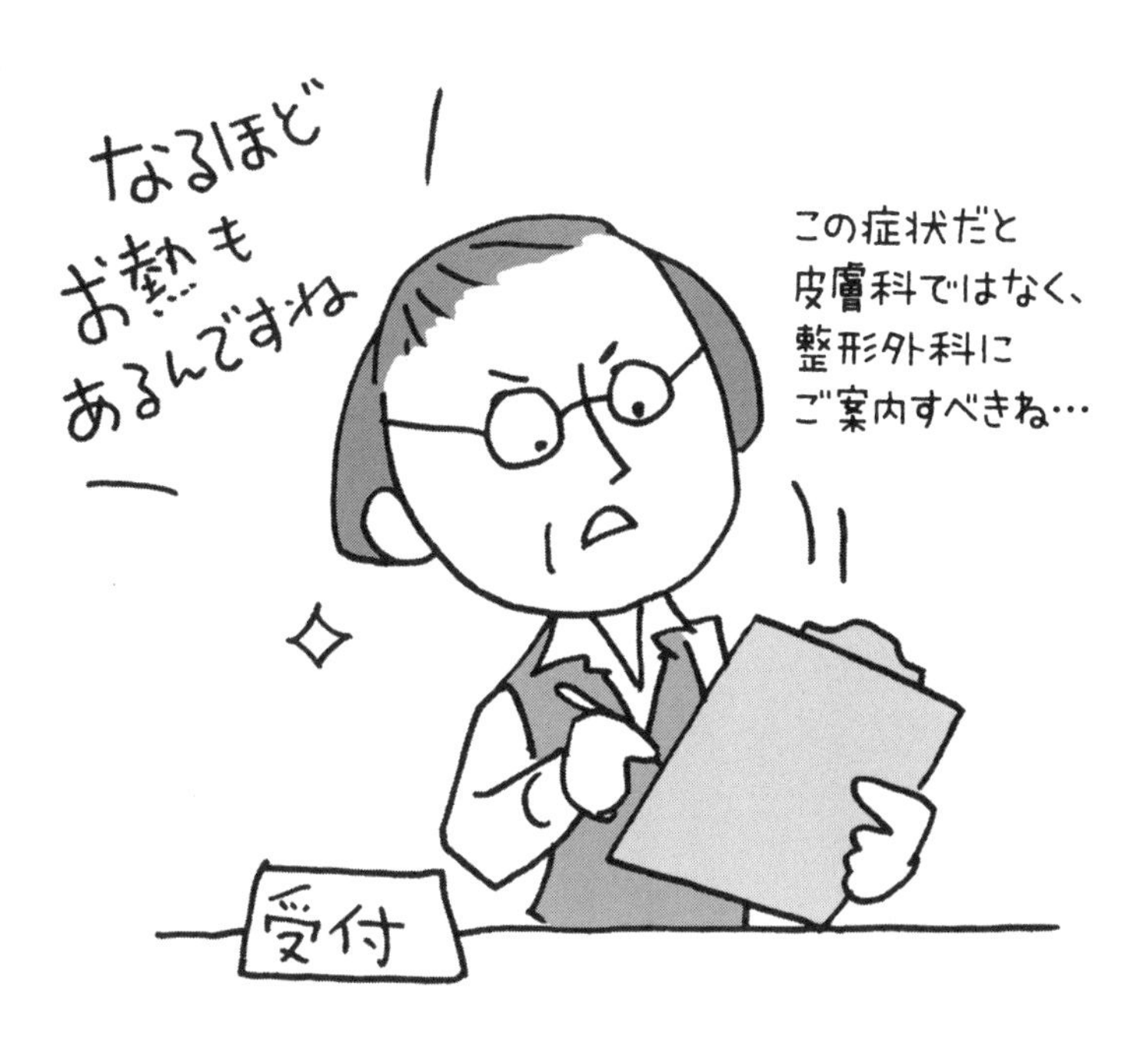

ぜひみなさんは、初診時にこの視点を忘れないようにして、信頼できるクリニックを選択してください。

本当はヤバいクリニック②

診察室がメチャクチャ汚いクリニック

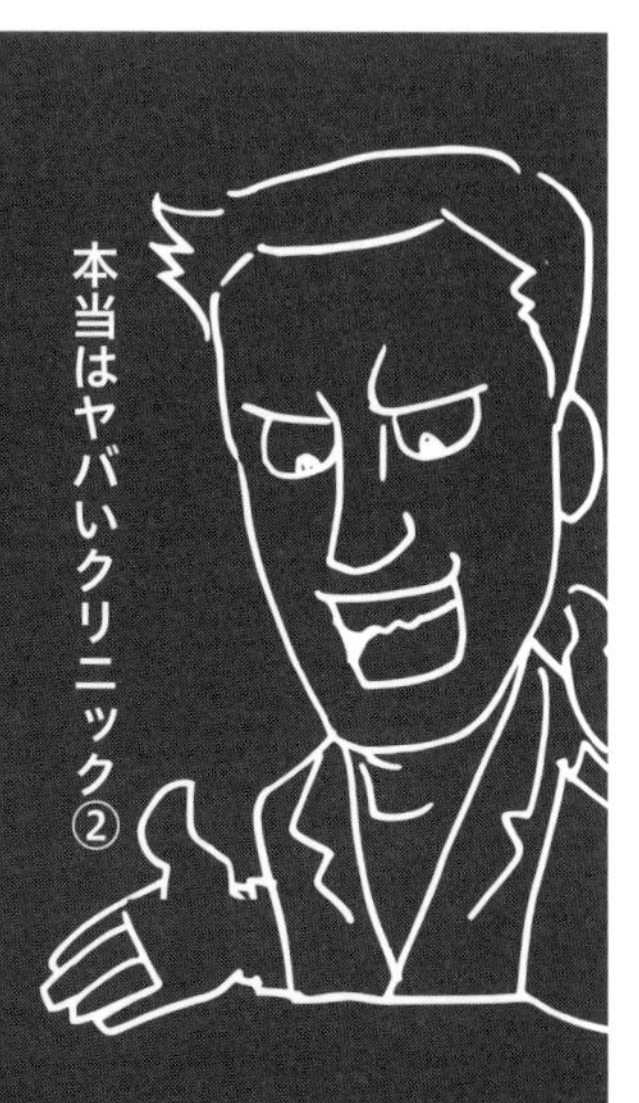

汚いクリニックはやっぱりヤバい

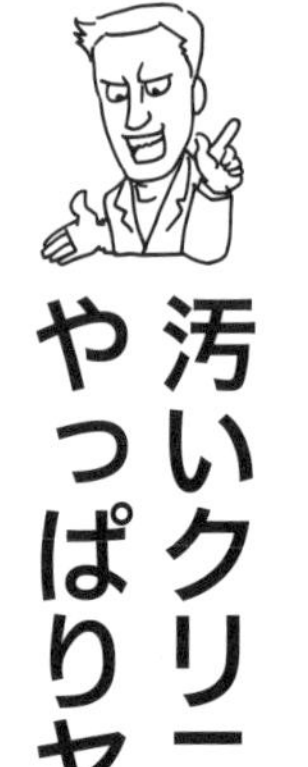

古臭くて汚いクリニックは誰しも避けたいと感じるものですが、その感覚は間違っていません。

『院内がこんなに古臭いということは、医療機器も古いに違いない……』

『不衛生なのでは？』

『院長は高齢で、新しい医療情報に疎い人かも……』

医療コーディネーターとして10年以上の間、現場を観察してきた私の経験でいえば、**一見にして古臭く、汚く感じるクリニックの多くは、おおむね医療機器が古く、院内も不衛生である確率が高い**と思います。

医師の腕は高齢だからといって決して低いわけではありません。しかし、**新しい医療情報に疎い人が高齢の医師に多い**というのは当たっているように思います。

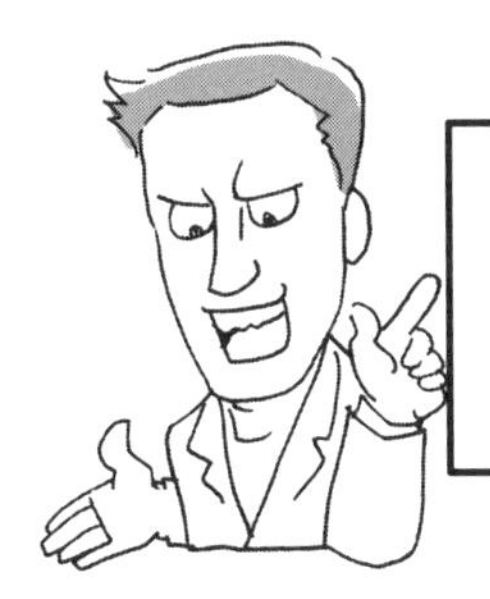

古臭くて
汚いクリニックは
やっぱりヤバい！

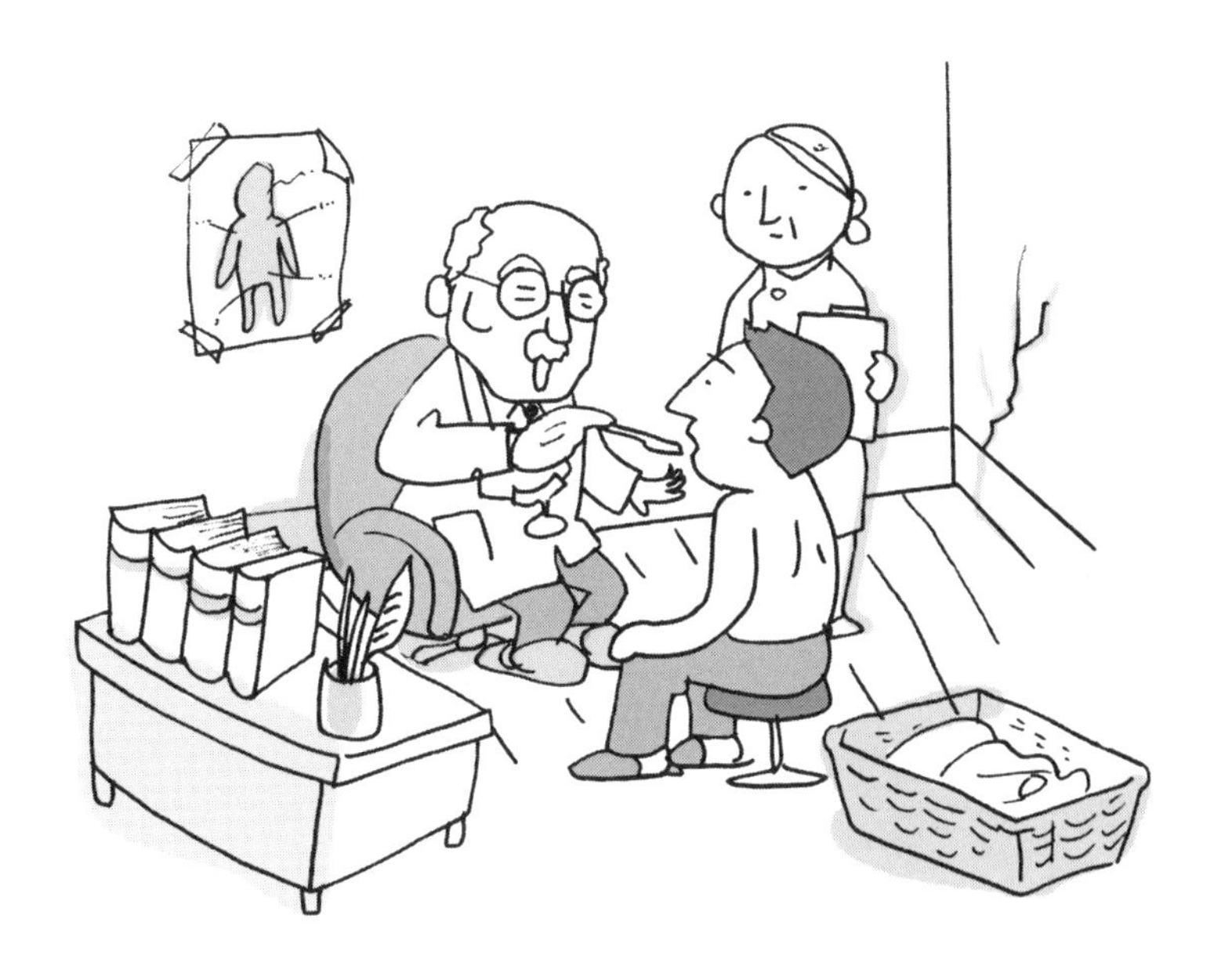

また、高齢の医師が相手だと病気について相談しにくいと感じる人もいるでしょう。

いずれにせよ、一目で古臭いと感じるクリニックをみなさんが避けたいと感じるのは、おおむねこのあたりが原因ではないでしょうか。

しかし、古臭くて汚いクリニックで受診するリスクは、実は医療機器が古いことや不衛生であること、また新しい医療情報に疎い医師がいることだけではないのです。

一見にして古臭くて汚く感じるクリニックが孕んでいるリスクは、ときに重大な医療事故につながる可能性も秘めています。

意識の低い医師と指示されたことしかできないスタッフ

なぜ、一部のクリニックは古臭くて不衛生な状態へと陥ってしまうのでしょうか？

その理由は、必ずしも長く経営を続けている病院だからというわけではありません。

実際、伝統のある古い病院でも清潔さを保持し続けていて、院内のいたるところがピカピカのクリニックはたくさんあるのです。

ただ漫然と通院し、診察を受け、薬をもらって帰ってくるだけではわかりにくいことですが、みなさんには次回通院するときに、ぜひ通っている病院内の環境を注意して観察してみることをオススメします。

そのときに、

『この病院の診察室は、清掃が行き届いていない！』

と感じられる点……たとえば、ドクターの使っているパソコンの周辺にホコリが付着している、診察台のあるスペースを隠すカーテンが汚い、窓辺の棚の上に物が散乱している……といったことなどが散見された場合は、**そのクリニックは要注意**です。

『流行っている病院のスタッフは忙しいのだから、多少片付いていなくても仕方ないじゃないか！』

『清掃が行き届いていないことぐらい、大したことではない！』

そんなふうに考える方もいらっしゃるかもしれませんが、それは大きな間違いです。

清掃が行き届いているか、否かという問題はささいなことに思いがちですが、ヤバい医者を見分けるためには非常に重要なポイントとなるのです。

長年、医療現場を観察してきた私の経験から断言しますが、診察室などの清掃が行き届いておらず、古臭くて汚い印象を受けるクリニックは危険です。

私がそう断言する理由をご説明します。

たとえば、ドクターの使っているパソコンの周辺にホコリが付着しているケースについて考えてみましょう。

この場合、パソコン周辺が汚れている原因のひとつとして、そもそも医師がスタッフに対して、

「パソコン周りを掃除しておいて」

というような指示をスタッフに出していなかった可能性があります。

また、このとき同時にスタッフサイドから見れば、

『ドクターから特に指示されていないから、掃除しない』

という事象も発生していることになります。

長い間経営を続けている古い病院でも、医師や病院スタッフに「クリニックを清潔に保とう」とする意識が働いていれば、このような事態には決して陥りません。

衛生面への意識が低い医師と指示されたことしか実行しない病院スタッフによる、小さな放置が積み重なることで、一部のクリニックの不衛生な環境は形成されていくのです。

次に、「清掃」という部分を「患者対応」に置き換えて考えてみましょう。

医師による診察を受け、その他すべての診療行為が完了した患者さんが診察室を出るときに、そのドクターは、

「では、受付に行ってお会計の順番をお待ちください」

というひと声をかけ忘れてしまったと仮定します。

手順のよくわからない患者さんは、とりあえず診察室前の待合室のソファーに腰を下ろして待つことにしました。

ドクターから指示されたことにしか気が回らない病院スタッフは、診察室の前で途方に暮れるように座る患者さんの存在に気を配ることができません。

その結果、患者さんは診察室の前で待ちぼうけとなり、いつまで経っても自宅に帰ることができない状況に陥ってしまいます。

実はこういうケースは、多くのクリニックで日常茶飯事に起きています。

医療サービスへの意識が高い医師であれば、診療が終わった患者さんへの気遣いの一言は怠りませんし、指示されなくても先回りして考え、気の回る病院スタッフがいれば、この患者さんに対して、

「診察待ちですか？　あ、終わられたのでしたら、受付の前でお待ちくださいね」

とご案内すれば、発生しないトラブルのはずです。

しかし、清掃の行き届いていないクリニック……つまり、**意識の低い医師と気の回らないスタッフにより運営されている病院では、このような患者の待ちぼうけ事案は頻繁に引き起こされてしまう**のです。

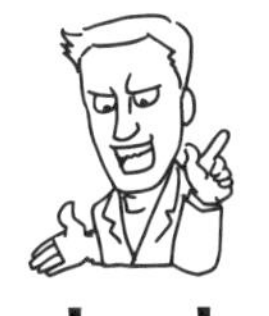

小さなミスが大きな医療事故につながる

前述のとおり、ここには重大な医療事故を引き起こしかねない危険が潜んでいます。すべてを統括している医師による細やかな指導や指示ができておらず、また、病院スタッフも指示された以外のことに気が回らないクリニックでは、**重大な局面においても伝達にミスが生じる可能性が高い**と考えられます。

このようなクリニックの場合、普段から病院スタッフは積極的に医師とコミュニケーションをとっていないため、小さなミスが大きな医療事故につながるリスクを孕むことになるのです。

①診察室など院内の清掃が行き届いていない

←

②医師による的確な指導や指示ができていない

←

③病院スタッフは指示されたこと以外に気が回らない

←

④医師と病院スタッフのコミュニケーション不足

←

⑤さまざまな伝達事項にミスが生じる可能性が高まる

←

⑥重大な局面にて、ヒヤリハット（インシデント）や、医療事故（アクシデント）に繋がる

この①～⑥のようなロジックによって、院内の清掃が行き届いておらず、古臭くて汚い印象を受けるクリニックは危険であると私は断言するのです。

私の長年の観察によれば、ささいなトラブルすらなく、**安定した医療サービスを提供し続けている評判のよいクリニックの多くは、ほぼ例外なく院内の清掃も行き届いていて、普段から医師と病院スタッフ間のコミュニケーションも密にとられている**ものです。

もしも、自分が誤った点滴を打たれてしまったり、適切でない薬を処方されてしまったら……考えただけでもゾッとしますよね？

患者さんが死亡してしまうような大きな医療事故は、テレビでもよく報道されています。しかし医療事故は、必ずしも報道されるような死亡事故案件だけではありません。

患者さんが死亡するまで至らないまでも、それに紙一重のような医療事故は、日本のどこかで頻繁に発生していることなのです。

みなさんが通院されているクリニックの衛生状態は大丈夫ですか？
いま一度、あなた自身の目でチェックしてみてください。

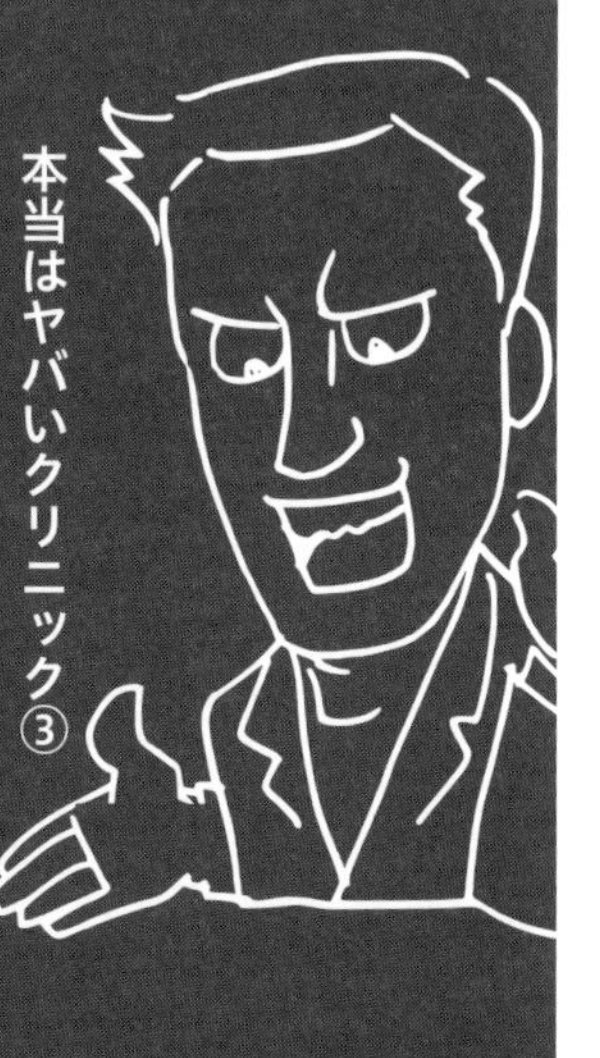

本当はヤバいクリニック③

標榜科にムリがあるクリニック

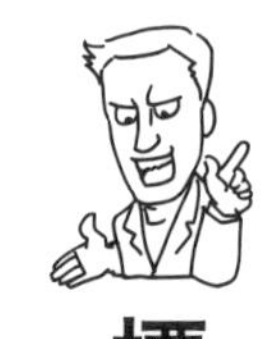

標榜科とは？

「標榜科」とは医療機関の看板や案内板に記されている**「内科」**や**「外科」**、**「産婦人科」などの診療科目**のことで、患者さんが自身の症状を鑑みて、かかるべき医療機関かどうかを判断する際に目安となる、いわばクリニックのメニューのようなものです。

「標榜診療科」とも呼ばれます。

看板や案内板などは、医療機関が外部にむけてアピールする広告の一種ですので、その表記の仕方は「医療法」という法律をはじめ、各種法令や通知、規則等の様々な法律で厳格に定められている……はずなのですが、そこに**表記されている標榜科を鵜呑みにするのは少々危険がともないます。**

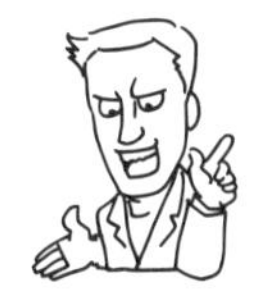

診療科が細分化され、医師の専門性は高まっている

「標榜科」とは、簡単にいえば病院広告の「セールスポイント」となる文言ですから、医療業界のトレンドを反映しつつ、それぞれのクリニックが自らの専門性の高さを伝えられるように考えられていて、選択されているといえるでしょう。

たとえば、クリニックの看板等に記された標榜科が「内科・小児科」とあれば、『ウチの病院は、内臓疾患の全般の診療を得意にしています。手術はせずに、主に薬物投与による治療をいたします。お子様もどうぞ！』という意味合いのことをセールスしていることになります。

また、大規模の病院であれば、内科ひとつとっても、神経内科、血液内科、心療内科などの「〇〇内科」というように、より細分化されているのが現状です。

外科も然りで、乳腺外科、甲状腺外科、小児外科、整形外科、脳神経外科などなど、細かく分化されています。

このように、いまはあらゆる**診療科が細分化され、患者さんは罹患した病気の種類や患部の部位に照らし合わせて、より専門性が高いドクターに診察してもらえる**機会を得られるようになりました。

また、逆の発想によって「総合診療科」を新設する病院も増えています。

『自分の判断では、どの診療科を受診したらよいのか、わからない！』

という患者さんの要望に応えるべく、

『どんな症状の方でも大歓迎！　とりあえずウチへお越しください！』

そんなイメージで生まれたのが総合診療科です。

日本の医療界には、専門医の資格が50種類以上もあるといわれています。

診療科が細分化され、診察する医師の専門性が高くなることは、患者にとって歓迎すべきことのはずですが、その反面、それぞれの学会が定める認定基準については非常に大きなばらつきがあって、ときには専門医の認定基準が緩過ぎる……などという問題を同時に孕んでいるのも事実です。

この現状は、これからの日本の医療業界が大いに議論すべき問題点になっていくのではないかと懸念します。

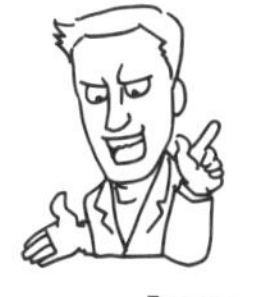

標榜科が多すぎる「大盛りラーメン・全部入り」クリニック

クリニックの看板に記される標榜科については、前述のとおり、各種法律で厳格に定められているのですが、どう見てもその**内容にムリがあるクリニック**も存在します。

たとえば、「産婦人科・精神科」などのように、その標榜科の並び方に疑問が生じるケースです。

産婦人科と精神科とは、まったく似ても似つかないものですよね？

それぞれの分野の専門知識は、重なるところがほとんどありません。

もちろん、そのクリニックにドクターが2名以上在籍していて、それぞれのドクターがおのおのの専門性を生かして診療をおこなっているのであれば問題ないと思うのですが、**院長ひとりのクリニックであまり関連がないジャンルの診療科を並べて標榜しているのは、はっきりいって疑問**です。

『このクリニックの専門性は、一体どうなっているのだろう？』

と私は首を傾げてしまいます。

もちろん、かけ離れた分野の標榜科を掲げていても、そこに確たる理由があるのかもしれませんが、患者さんの立場で考えてみるとやはり不安を禁じえません。

また、こぢんまりとした**個人経営のクリニックなのに、「耳鼻咽喉科・皮膚科・内科・外科」のように標榜科が多過ぎるのも問題がある**と思います。

これでは、チャーシュー、角煮、煮卵、メンマ、野菜、海苔など、とにかくすべての具材が節操なく盛られた「大盛りラーメン・全部入り」のようです。

これでは専門性の高い診療科を多く羅列し過ぎた結果、逆にそのクリニックの専門性がわからなくなってしまうという本末転倒状態ではないでしょうか。

「お店のオススメは何ですか？」

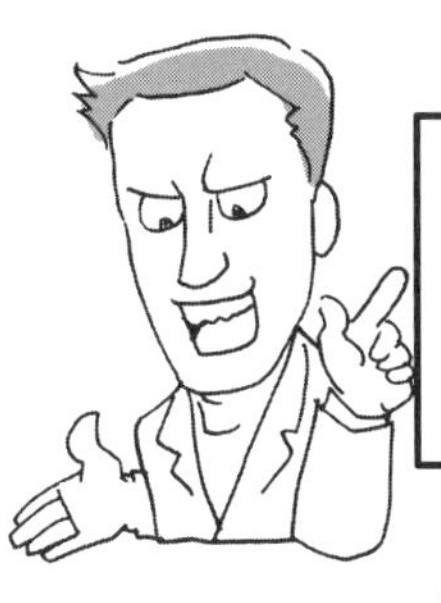

標榜科が多いクリニックは、一つ目の診療科を狙うべし！

○×クリニック

耳鼻咽喉科・皮膚科・内科・外科
チャーシュー科・煮卵科・メンマ科

平日 8:30 ～ 12:00 ／ 13:30 ～ 18:00
土曜 8:30 ～ 12:00
日・祝　休診

○各種保険
○人間ドック
○予防接種

でんわ 03 －○○○○－××××

と聞いたら、
「全部オススメです！」
と力いっぱい返答されてしまい、困惑する状態と似ているかもしれません。

そこで、私が長年の経験から得た、標榜科が多過ぎる大盛りラーメン・全部入り型のクリニックの本当の専門分野を見極めるコツを伝授しましょう。

その見極めのコツとは、数多く掲げられた標榜科のうち、**最初に掲載されているのが最も自信のある診療科である場合が多い**というものです。

つまり、先ほどの「耳鼻咽喉科・皮膚科・内科・外科」であれば、そのクリニックのドクターは「耳鼻咽喉科」の診療に最も自信をもっているということになります。

もちろん、１００％の確率ではありませんが、相当に高い確率でそうなっているということは保証いたします。

大盛りラーメン・全部入り型のクリニックを選ぶときには、一つ目にある診療科を選べ！
ということです。

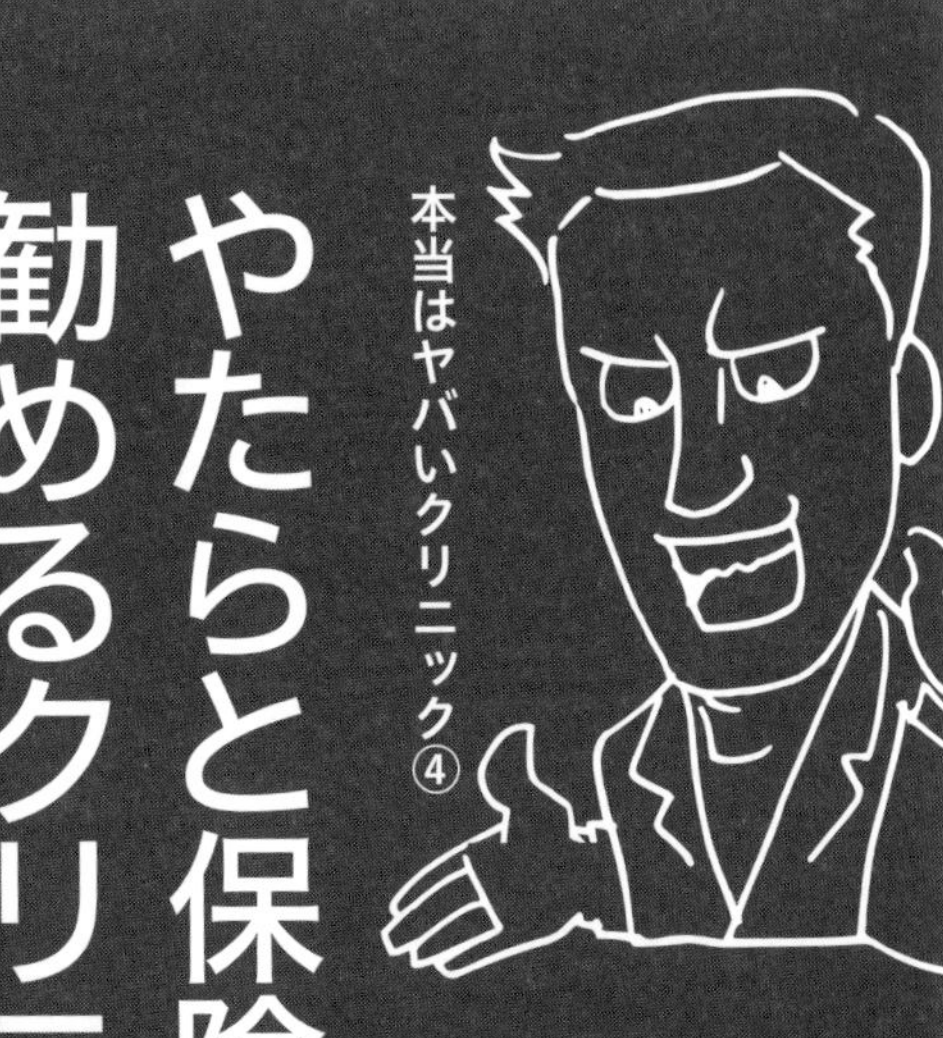

本当はヤバいクリニック④

やたらと保険適用外の薬を勧めるクリニック

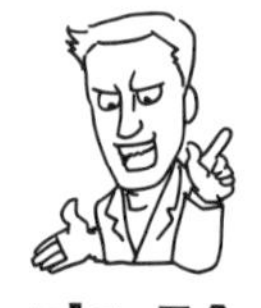

診察中にやり手営業マンへと変貌したドクター

私には過去に一度、皮膚の炎症がひどく悪化してしまった時期があり、そのときはどうしようもなく苦しい症状に悩まされて、ある皮膚科を受診しました。

『通院するなら、設備が古い地元の小さな病院よりも、ターミナル駅の前にあるきれいでお洒落な雰囲気の皮膚科クリニックにしよう！』

いまとなっては恥ずかしいようなミーハー的選択をして、私はテレビＣＭに出てくるようなピカピカの皮膚科に飛び込みました。

院内に入ってみるとビックリです。

そのクリニックの院内は、まるで宮殿のようにゴージャスな佇まいです。

受付スタッフは、笑顔の素敵なかわいい女性（本当は危険度UP！）で、その対応もひとつひとつが丁寧で行き届いていて、接客される私はちょっと優越感すら覚えるほどでした。

健康保険等の公的医療保険制度が適用される**「保険診療」による料金は全国一律ですから、地元の古い病院でもこちらのゴージャス&ラグジュアリー病院でも、患者が負担する医療費は同じ**です。

『ふっふっふ。やっぱり、こちらのゴージャスクリニックを受診して正解だな!』

美人スタッフの接客にすっかりのぼせて、王様気分にひたりつつそう思ったかつての私でしたが、院長の診察を受けるうちに徐々に心配になってきたのです。

患部の炎症を見て、私に診断を下したそのドクターは、続けてこういいました。

「あなたの症状だと、保険適用の塗り薬では、効果が出るまでちょっと時間がかかるかもしれません。それよりも、保険適用外の薬となってしまいますが……、こちらのクリームのほうが有効成分たっぷりなのでいいかもしれませんねえ。普通の薬局では、ほぼ取り扱っていない薬なのですが……どうしますか? 試してみます?」

思いがけない急展開に少し戸惑い、ポカンとしているとドクターは畳みかけるように、こうおっしゃいました。

「心配しなくても大丈夫！　うちのクリニックは、クレジットカードも使えますから。MasterでもVISAでもOKです。もちろん、AMEXだって使えますよ。分割払いもOKです。さあ、どうします？」

一瞬のうちに、その院長はたちまち経営者に戻り、医師からやり手営業マンへと変貌してしまったのです。

『えらく手慣れた営業トークだなあ……。それに分割払いしなければ買えない塗り薬って何なんだ？』

そんなことを考えていると、すかさずやり手営業ドクターは、

「他にもね、さまざまなクリーム薬があります。サンプルもいろいろ用意していますので、ぜひ使ってみてね～」

「あなた！　疲れがたまっていませんか？　ウチはビタミン補給の点滴もあるし、速攻で元気になるにんにく注射もあるよ。点滴や注射には、お得な5回セットのクーポン券もあります。1回あたりの単価がグンと安くなるから、どうですどうです？」

私は院長のセールス攻撃に舌を巻きつつ、ミーハー的にゴージャスクリニックを選んでしまったことを後悔しました。

薬の効き目は、
その値段に比例する
わけじゃない！

ちょっと高い薬ですが、
きっと効きますよ～
どうです？
カードも使えます。
分割もOK！

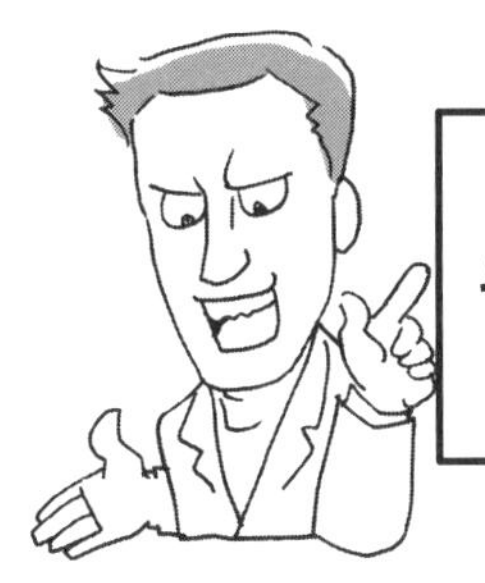

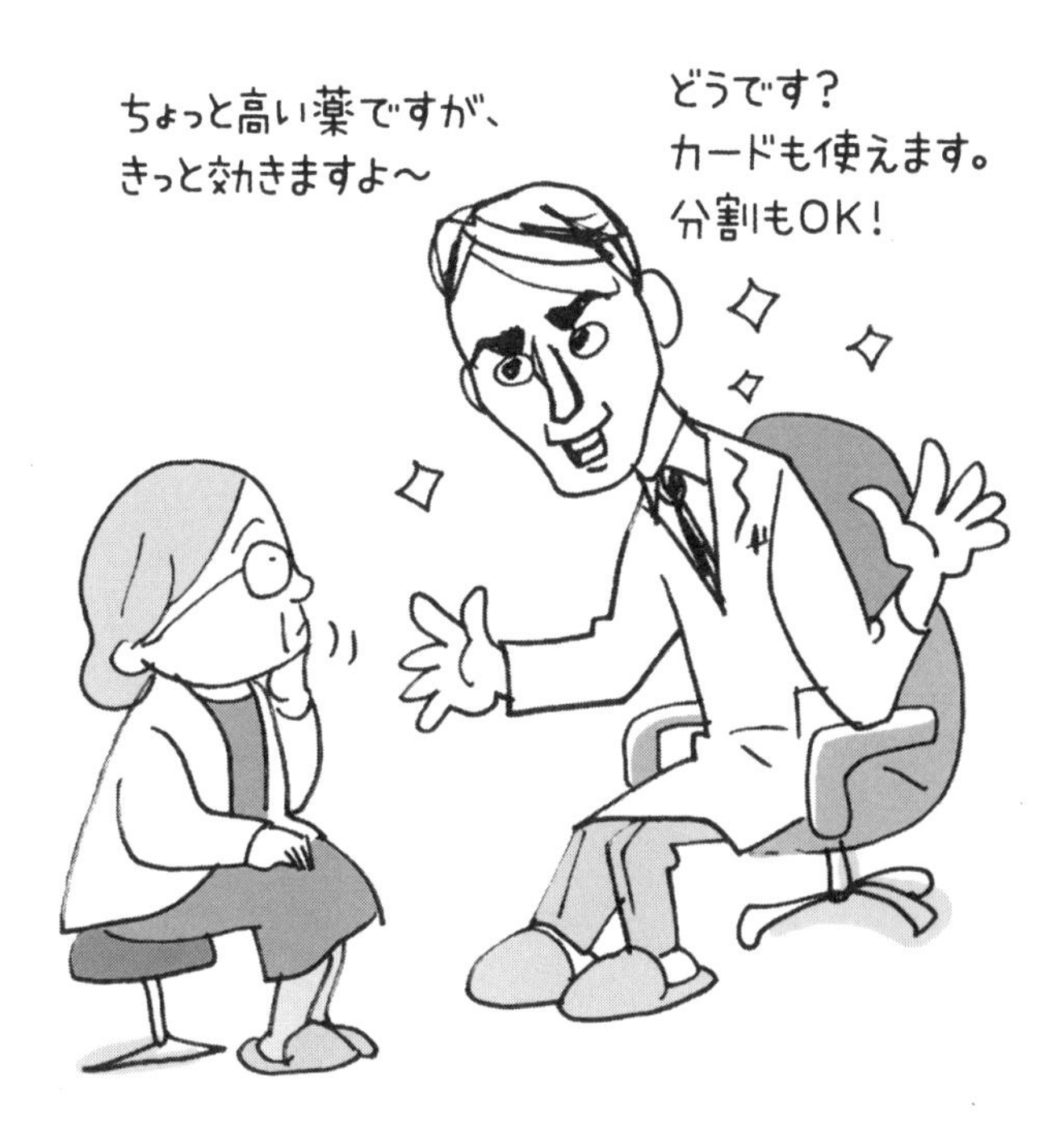

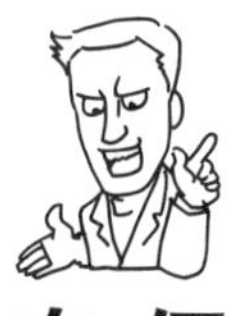

保険適用外の自由診療は儲かる！

医療機関で受ける診療には、2種類があります。

そのふたつとは、先ほど触れた健康保険等の公的医療保険制度が適用される「保険診療」と、もうひとつは**保険が適用されずに医療費の全額を患者が負担する「自由診療」**です。

薬の単価も同様で、北海道から沖縄まで全国どこでも単価の変わらない保険診療となる薬と、保険が適用されないため非常に高額となる自由診療の薬があるのです。

つまり、私が受診したゴージャス&ラグジュアリー病院の院長が、やり手営業マン顔負けのセールストークで売りつけようとしたクリーム薬は、後者の自由診療の薬というわけです。

もちろん、販売する側の病院や薬局サイドからいえば、全国均一単価の薬よりも、高額な**自由診療の薬を売るほうがずっと儲かる**のです。

多くの新規開業のクリニックがひしめく都市部の開業医にとっては、経営を維持するために、場合によっては自由診療に誘導せざるを得ないのかもしれません。

診察室を出て、受付に戻って再び美人スタッフの接客を受けてみると、保険診療から自由診療への変更手続きの説明をよどみないトークで聞かされました。

初診時に感じた王様気分はすっかり消え去り、私は冷たく落ち着いた目をもって、このゴージャス&ラグジュアリー病院のことを見つめなおしました。

ゴージャス&ラグジュアリーな院内環境、まるで王様になったかのような丁寧な接客、ゴリ押しされる高価な薬、クレジットカード、分割払い……すべてがスムーズに客単価を上げるテクニックなのだと身に染みてわかってきたのです。

この経験は、医療コーディネーターとして医療現場を観察してきた私にとっては、非常に有意義なものにはなりましたが、一患者としては複雑な心境だけが残ることとなりました。

ちなみに自由診療で販売される高価な薬が、その価格に比例して素晴らしい効能があるのかどうかは……ちょっとわかりません。

みなさんは、このような場合にどう判断されますか？

本当はヤバいクリニック⑤

眼鏡の医師がレーシックを勧めるクリニック

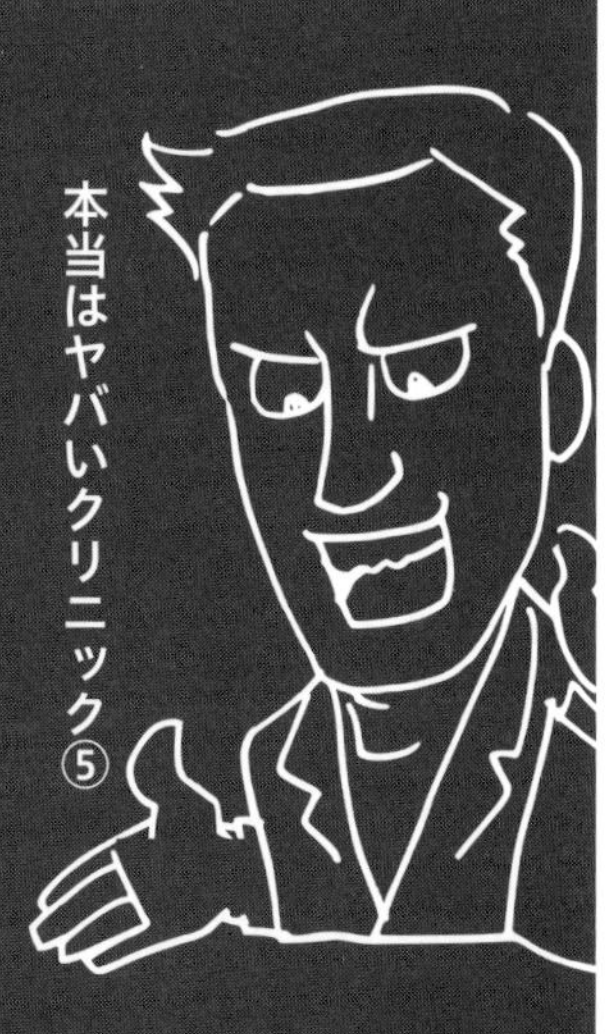

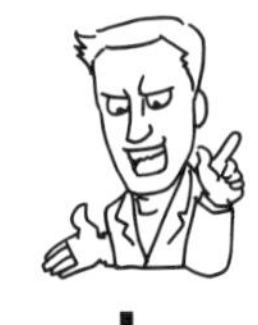

レーシック手術とは？

「レーシック手術」という言葉を耳にしたことがある人は、少なくないと思います。

私は、あくまで医療コーディネーターであって医師ではないので、ここで専門的な詳細説明は差し控えますが、簡単にいえば、**レーシック手術とはレーザーを角膜に照射する外科手術によって、近視を矯正して視力を回復する治療のこと**を指します。

術後は、たった1日程度で視力が回復して、1週間から1カ月程度で安定をとり戻し、レーシック手術を受けた人の9割程度の人が1・0以上に視力が回復するといわれていますので、確かに大変有効な治療法といえるでしょう。

しかし、このレーシック手術の現場となる眼科では、実に奇妙なことが起こっているのです。

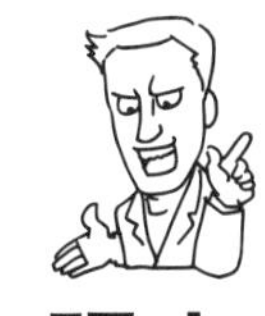

レーシック手術を受けている眼科医は少ない

読者のみなさんの中に、こんな経験をされた方はいませんか？

視力の低下を心配して眼科を受診したときに、その診察室で眼科医の先生から、

「レーシック手術を受けてみませんか？」

そう勧められて、ドクターからくわしくレーシックについての説明を受けている最中にもかかわらず、どうにも腑に落ちないことに気がついてしまいます。

『この先生は、私には熱心にレーシックを勧めてくるのに、なぜ自分は眼鏡をかけているんだろう？』

レーシック手術が本当に素晴らしい治療法であれば、視力の低い眼科医は、いち早く受けているはずですよね？

しかし、医療コーディネーターとして多くの眼科医に会ってきた私の経験でいえば、視力の低い**眼科医のうちで、自らレーシック手術を受けている人は非常に稀**であって、多くの人はなぜか眼鏡をかけているという印象があります。

習得しなければならない知識と技術は難解かつ膨大にある医師になるためには、若いうちから勉強、勉強、また勉強……というまさに勉強漬けの青春時代を過ごさなければなりません。

受験戦争に打ち勝って大学の医学部に入学して、6年間みっちりと勉強し、病院に勤務してからも臨床での仕事と学術論文を読みまくらなければならないドクターは、多くの人が視力の低下を経験します。

視力の低下は、もはや医師の職業病ともいえるかもしれません。

当然、眼科医のドクターも視力の低下している人が多いはずですが、なぜか眼鏡をかけ続けている先生が実に多いのです。

レーシックを勧める眼科医が眼鏡という摩訶不思議！

アンタは
眼鏡なのに？
視力回復効果は
最高ですよ！
レーシック

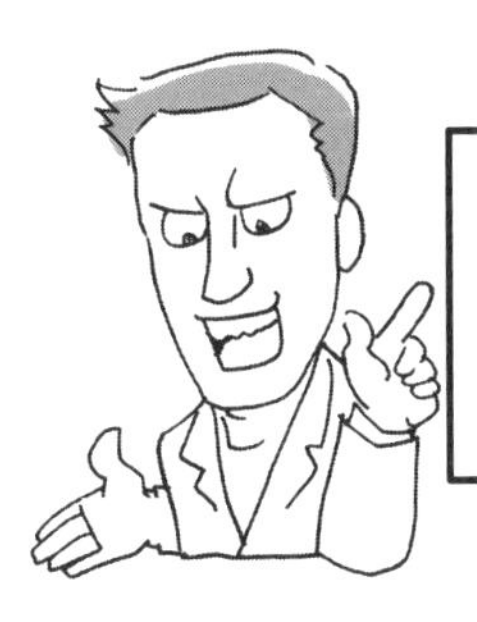

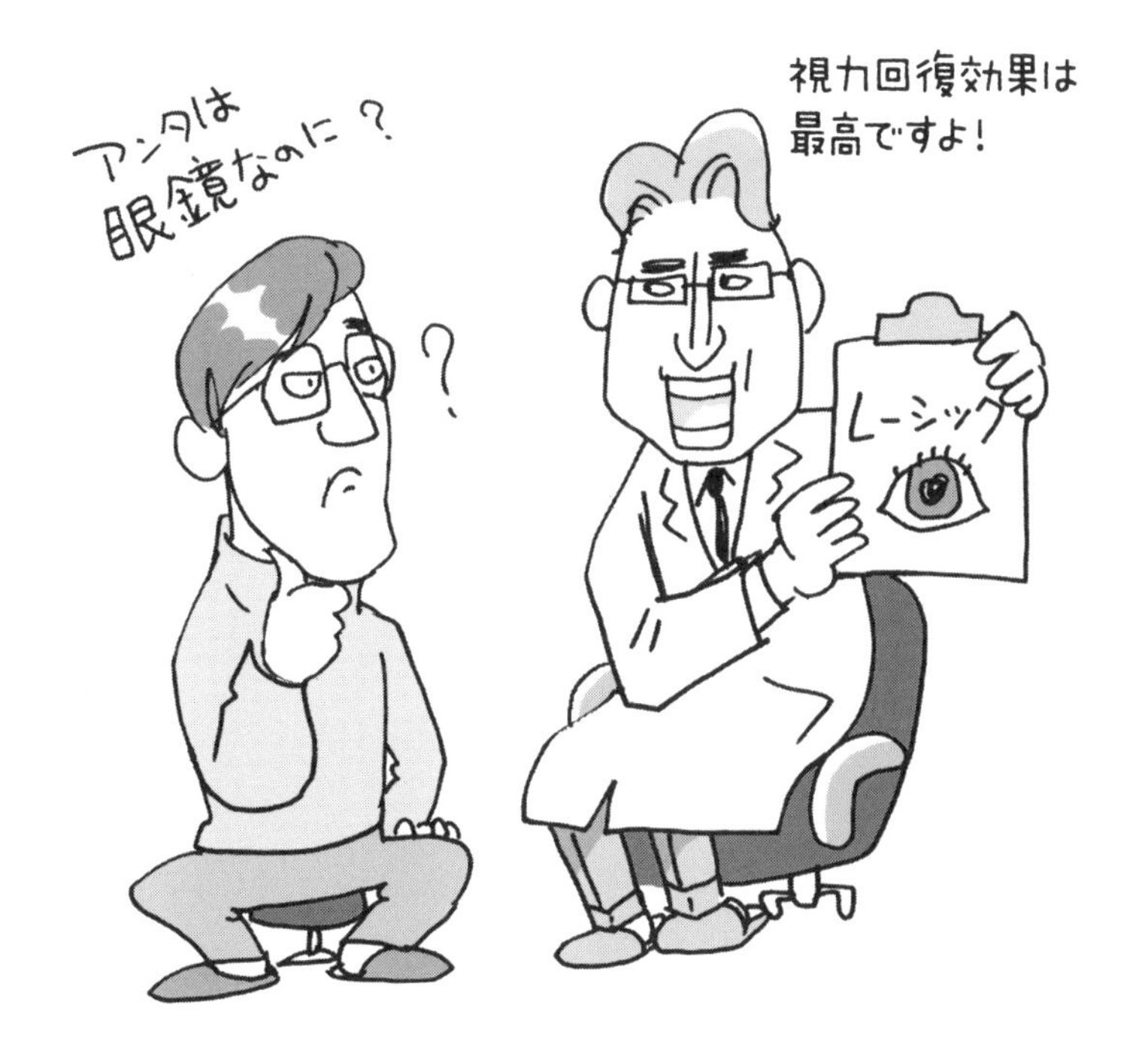

しかし、患者さんを前にすると、その先生たちは異口同音にこういうのです。

「レーシック手術を受けてみませんか?」

思わず、こう聞き返してみたくなりませんか?

「それなら……なぜ、先生はレーシック手術を受けないんですか?」

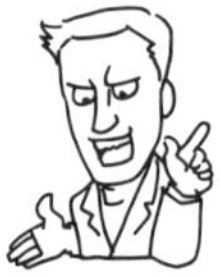

レーシック手術はしたいが受けたくはない

自分自身は眼鏡をかけ続けているにもかかわらず、患者さんには熱心にレーシック手術を勧めてくる眼科医が多い現状を不思議に思っていた私は、ある日、旧知の眼科医のドクターに密かに尋ねてみました。

「どうして眼科医のドクターは、患者さんにはレーシック手術を勧めるのに、自分自身は眼鏡をかけ続けている人が多いんですかね？」

するとそのドクターはニヒルな顔でこういいました。

「眼科医の集まりに出ると、確かに眼鏡率が高いよね……。ドクターはさ、**レーシックの手術はやりたい……でも、自分では受けたくない。**そういうことなんじゃないの」

レーシック手術の成功例の件数を競い合うように、その実績を盛んにアピールしている眼科医は、たくさんいらっしゃいます。

しかし、私自身には、自らレーシック手術を受けた眼科医の先生にお会いした経験がほとんどないのです。

もちろん、私はこの稿によって、レーシック手術を否定することをいうつもりは毛頭ありません。

ただ、眼科医の中でレーシックを受けずに眼鏡をかけ続けているドクターが多いのはなぜだろう？という率直な疑問をつぶやいているだけです。

実際、眼鏡をかけた眼科医の先生にレーシック手術の効果を解説されても、どこかモヤモヤしますよね?

『それって、説得力あります?』

私は単純にそう感じてしまうのです。

そういえば、最近ネットニュースで、自らが延命措置を受けたがる医師はほとんどいないという記事を見かけましたが……それと同じようなことなのかもしれません。

レーシック手術を受けるか、否かのご判断は、すべて読者のみなさんにお任せいたします。

本当はヤバいクリニック⑥

症状を説明すると医師がキレるクリニック

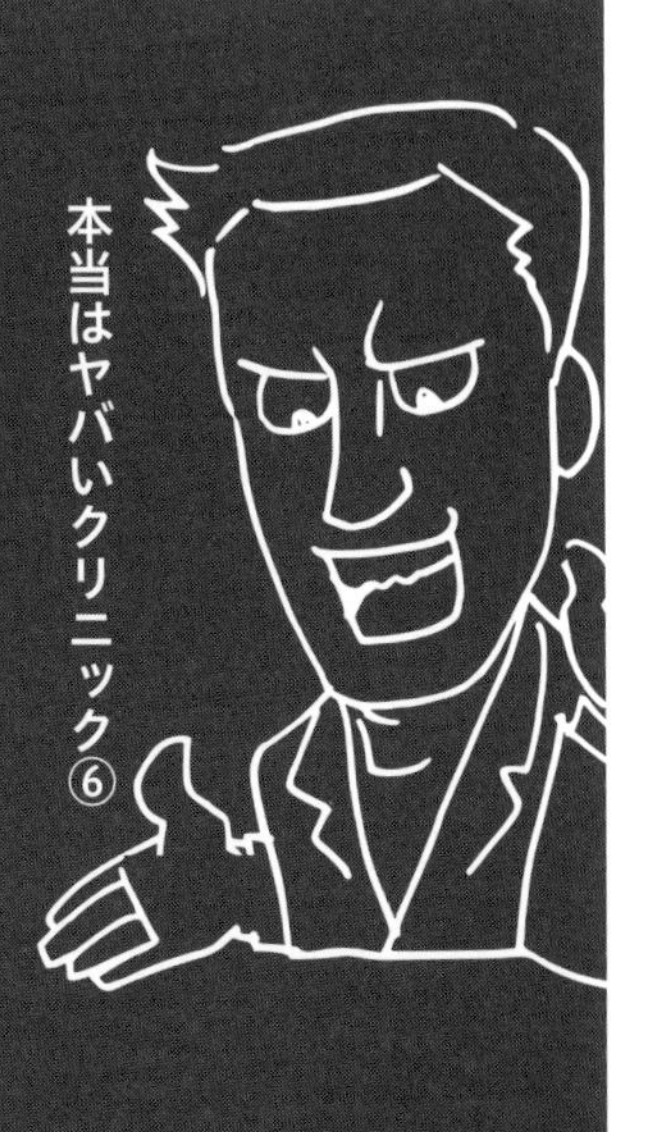

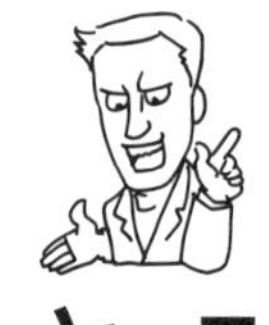

「素人が勝手に診断するな！」と怒るドクター

私は医療コーディネーターという職業柄、自ら患者となって病院にかかるときに、ちょっと閉口することがあります。

何らかの不調を抱えて病院をたずねるわけですが、それなりには医学的知識を持ち合わせているため、自らの症状について原因はおよそ見当がついてしまいます。

たとえば、

『たぶん、インフルエンザだな……』

『このところ疲れ気味だったから、免疫力が低下してしまったんだろう』

などといった感じです。

もちろん、自らの症状について、その原因に見当がつくことはいいことなのですが、病院の診察室に入ってドクターの前に腰を下ろしたときに、

「どうもウイルス性の感冒のようでして……」

そんなふうに、うっかり口を滑らせてしまうのです。

『しまった！』

そう後悔しても後の祭り……優しそうな笑顔を向けていたドクターの目は、急に吊り上がって険しい表情へと変貌してしまい、苦虫を嚙み潰したように、

「とりあえず……検査しましょう」

といわれます。恐らくドクターの胸中には、

『素人が勝手に診断するな！　病名を特定するのは私の役目だ！』

そんな怒りの感情が渦巻いていることでしょう。

しかし、病院で受診するたびに毎度うんざりさせられるのですが、かぜやインフルエンザなどは、診察後にほぼ100％の確率で、とにかく何らかの検査を受けるように促されます。

受付をしてから長時間待たされて、ようやく診察となり、しかし診察は2～3分で終わって、再び長時間の検査待ちです。

しかも、その後の再診察までさらに長時間待ちとなり、やがて診察室に戻ると、

「やっぱり、かぜですね」

と一言だけいわれて、お会計へ……。

『だから、最初からいってるでしょうが！』

思わずメラメラと負のオーラが立ち上ってしまいそうです。

不要な検査を実施して点数を稼ぐ病院もある

もちろん、私だって診断するのは医師の役目ということはわきまえていますし、検査を受けたくないわけでもありません。

ときには自分では風邪だと思っていても、実は肺がんによる咳や痰だったり、口腔がんや咽頭がん、喉頭がん由来の喉の痛みだったりすることもあります。

検査の重要性は、よくよく理解しているのです。

しかし、どうせ検査に回すのであれば、受付の問診時にある程度予測のつく一般的な症状である場合などは、最初に基本的な検査を受けさせて、その後に診察する流れのほうがはるかに効率がいいのではないでしょうか。

少なくとも、風邪のようにかなり一般的な症状で、その多くの患者は危険な病気ではない可能性が高い場合には、最初から検査でよいと思います。

おそらく風邪のような症状の場合、診察だけでも医師の判断は可能なはずですが、逐一患者を**検査に回すことによって、診療報酬の単価を上げようとする**病院サイドの営業的側面が強いのだと思います。

昨今の医療業界は非常に世知辛くて、病院も生き残りに必死です。

ほかの病院との差別化を図るために高額な最新医療機器を導入せざるを得なかったり、またその経費回収や経営維持のために、**不要な検査を多数実施して点数を稼ぐ**病院も少なくないと耳にします。

患者としては、診察だけで済むのであればありがたいのですが、もちろん客観的な判断材料となる検査の必要性を否定するわけではありません。

どんな一般的な症状であっても、

『万一、大変な病気だったら困るから……』

そんな不安を抱えて病院で受診するのが患者さんの正直な気持ちでしょう。

医師から、

「念のため、検査しておきましょう」

といわれたら、断れる患者さんなどそうそういないのですから、ドクターには誠心誠意の診察をお願いしたいところです。

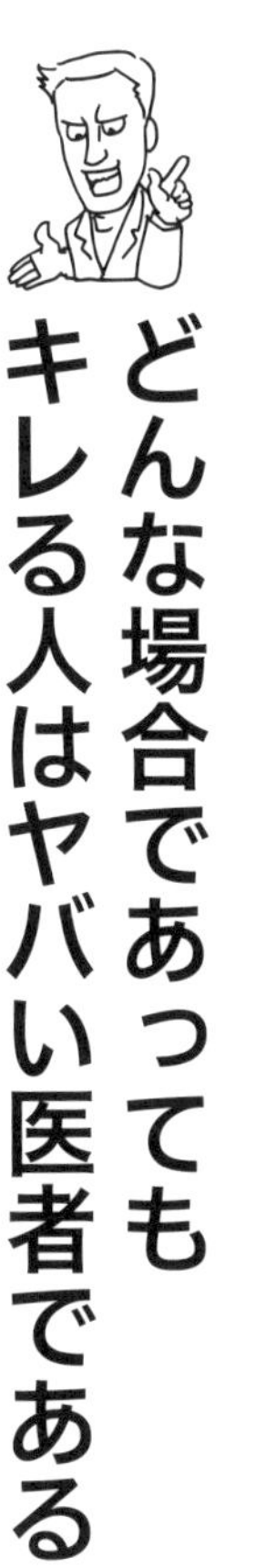

どんな場合であっても キレる人はヤバい医者である

そんな側面からも、患者さんが自らの症状を訴えたときに、キレ気味の対応をする医師が存在することには、正直なところ憤りを覚えます。

自分の症状を説明するとキレる人はヤバい医者である！と私はここに断言します。

患者さんは、病院を訪れるまでに大きな不安と戦いながら、症状について考え続けているものです。

診察室に入って医師から、

「今日はどうされましたか？」

と聞かれれば、不安にかられた思いがあふれ出てきて、

「昨日から微熱があって、くしゃみが止まらないんです。家族も同じような症状なのでインフルエンザではないかと思うのですが……」

そんなふうに堰を切ったように話してしまうものではないでしょうか。

ひとりひとりの患者さんに誠実に向き合うドクターであれば、

「なるほどね。そうかもしれませんね。でも、風邪やインフルエンザではなく、もっと怖い病気だと困りますから、一応検査しておきましょう」

そう優しく語りかけてくれると思います。

しかし、少数ではありますが、あくまで患者さんを上から目線で見下して、

「診断するのは私だから！　病名までいわなくて結構」

というふうにキレてしまったり、

「君のその思い込みがいけないんだよ。風邪のような症状だって、別の怖い病気のこともあるんだから。とにかく検査ね」

などと説教を垂れてしまう医師も残念ながら存在します。

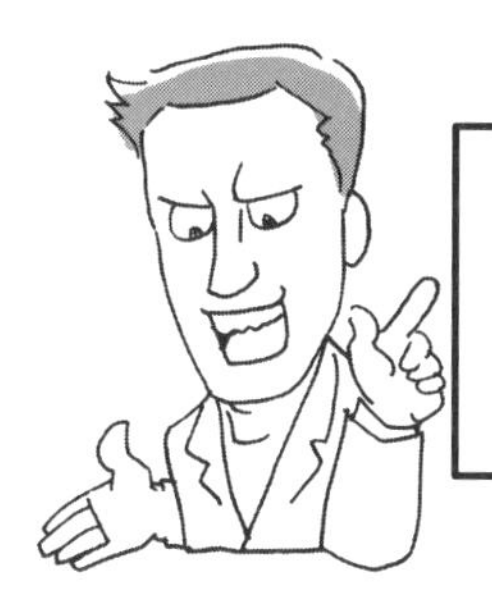

患者を見下す・
キレる医師は
言語道断！

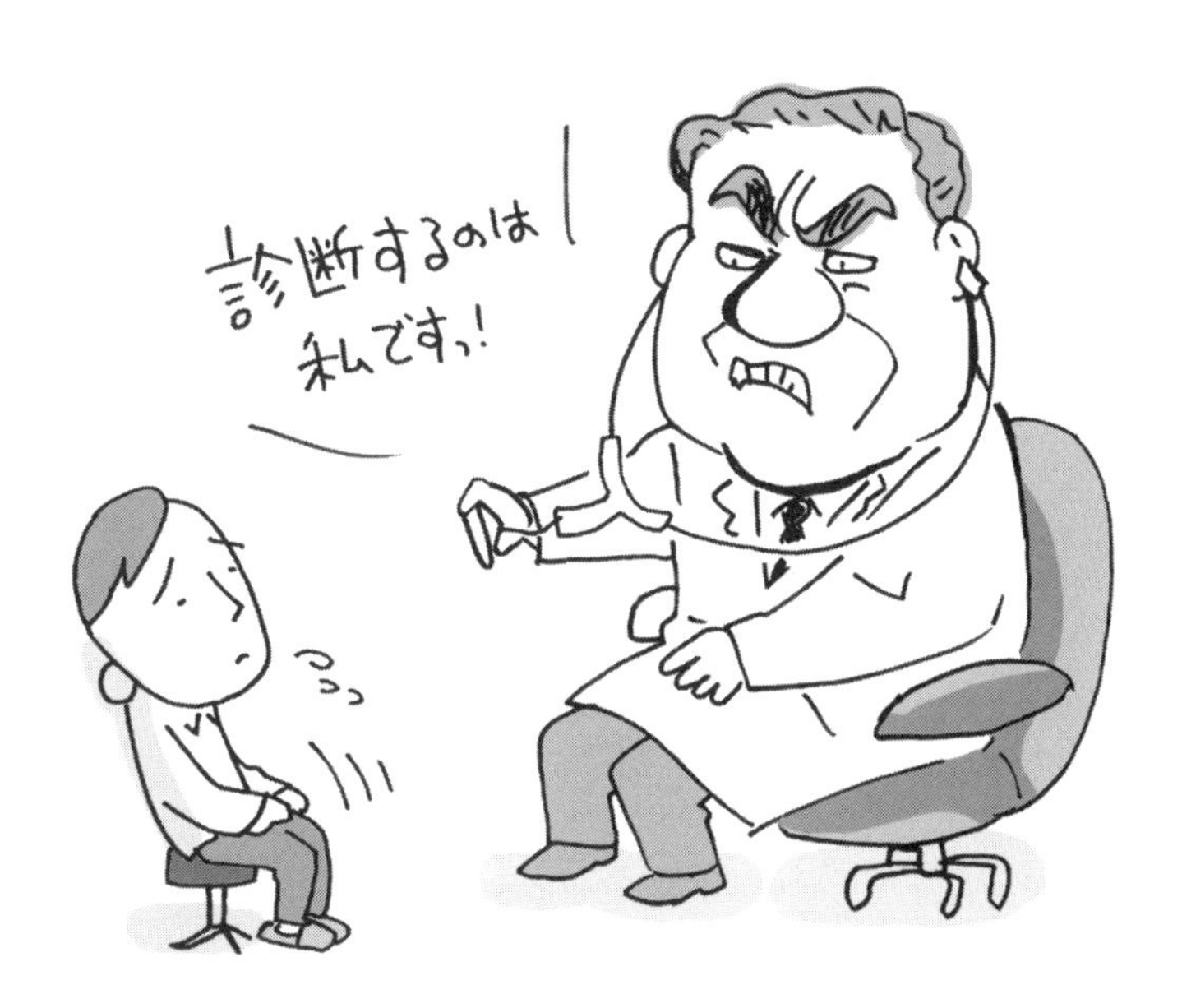

結果的に同じように検査に回して、同様の診断を下すにしても、**前者のような誠実なドクターと後者のようなキレ気味ドクターとでは、重大な局面では大きな対応の違いが出るように思えてなりません。**

とにかく、患者さんを見下してキレてしまうドクターは、言語道断のヤバい医者であるということだけは断言しておきます。

本当はヤバいクリニック⑦

診察室に医学書が平積みになっているクリニック

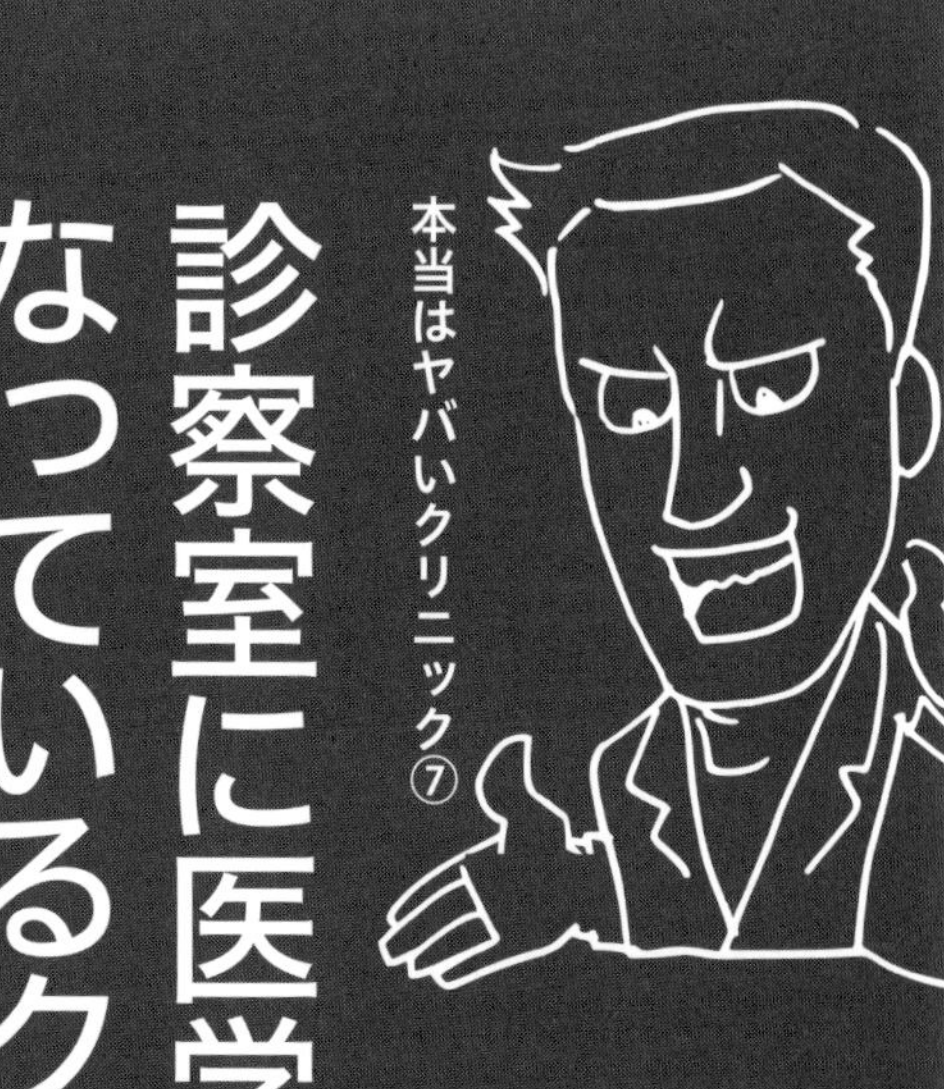

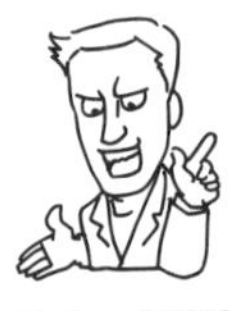

医師は勉強熱心であるはずだけど…

読者のみなさんは、お医者さんに対してどんなイメージを持っているでしょうか。

医師は医術を駆使して、私たちの命を救い、健康に暮らせるように助けてくれる……ある意味では聖人のように思われ、古くから周辺の人々の尊敬を集める存在でした。

また、若い青春時代から勉強漬けの日々を送り、医師になってからもなお研究研鑽を欠かさないというイメージも強く、

「お医者さんになる人は、常に勉強熱心で博学の頭がいい人格者に違いない」

と信じている人は少なくないことでしょう。

実際、ドクターの多くは勉強熱心です。

開業医のドクターの中には、診察室を書斎のように使っている医師も少なくなく、専門

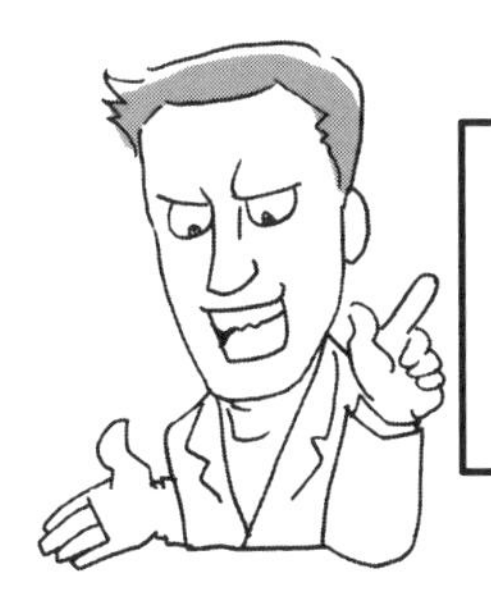

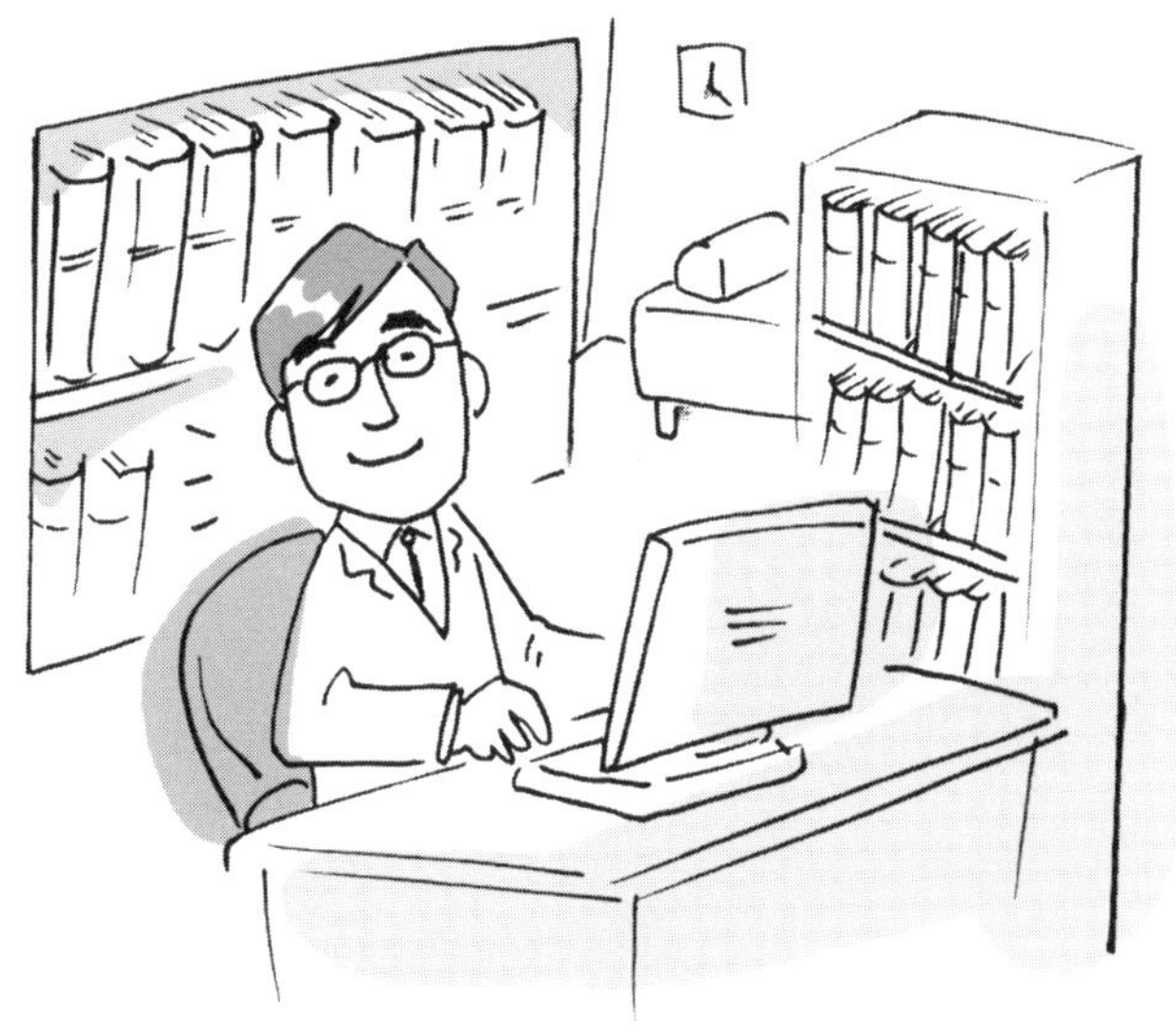

医療技術は、日々進化している。
医師は、外来診察だけでなく、さまざまな医学書や専門誌、研究論文などを読み、研究し続けなければならないはず。でも……

的な文言が躍る分厚い医学書の数々が所狭しと並べてあるシーンを見かけたことがある人もいらっしゃるのではないでしょうか。

医学書といえば、専門用語のオンパレードであるばかりか、英語やドイツ語などの外国語でしたためられている本や論文も珍しくありません。

多少医学的知識を持ち合わせている私のような医療コーディネーターでも、ひとめタイトルを目にしただけでタジタジとなり、とても読む気がしなくなる本ばかり。

現代の医療技術は、凄まじいスピードで日々進化を遂げているので、忙しい臨床の傍らで、ドクターのみなさんは専門的な医学書を読み漁り、研究に励んでいるのです。

『日々、最新の医療技術を勉強している先生に診てもらえれば安心だ！』

そんなふうに思う人も少なくないと思いますが、現実は少し違うようで……。

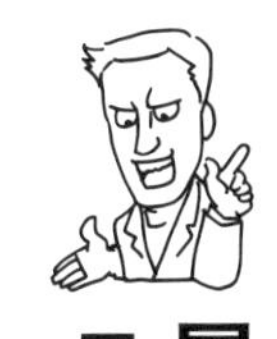

最新情報に疎い可能性がある「平積みドクター」は黄色信号

確かに「多くのドクター」は、勉強熱心です。

しかし、勉強と研究、研鑽の日々を送り続けているのは医師全員ではありません。

現代の赤ひげ先生たちは、とにかく忙しい毎日を送っていらっしゃいます。

中心となる外来診療以外にも、医師会の業務を手伝い、所属する学会に出席したり、ご自身の研究論文をまとめたり……などなど、多くの仕事をこなしています。

そのため、最新情報が掲載されている雑誌や専門の医学書を入手するだけでなく、医師会や学会から郵送される定期購読誌なども多くあって、紙媒体の書籍や雑誌、資料が自然と身の回りにあふれてきます。

多くの患者さんの外来診療をこなした上で、積もり積もっていく専門書や資料をすべて読み込むことは非常に困難であるはずです。

『忙し過ぎて、最新医療技術の情報などいちいち追っていられない！』

医療コーディネーターとして臨床の現場を巡っていると、次々と切れ目なく来院する患者の外来診療にアタフタしているドクターの姿を観察していると、そんな切実な声が聞こえてくる気がします。

しかし、患者の身で考えれば、難しい病気であればあるほど、最新の医療技術に熟知したドクターに診察してもらいたいというのが正直な気持ちではないでしょうか。

そんなときに役立つ、研究熱心な医師の見分け方をお教えします。

診察室にあふれる医学書や専門誌、研究論文などの**書物がキチンと本棚で分類され、さらに付箋が貼ってあったり、読みかけの形跡が垣間見える**ようなドクターは、これらの膨大な資料に目を通し、最新の情報に精通している可能性が高いと推測してよいでしょう。

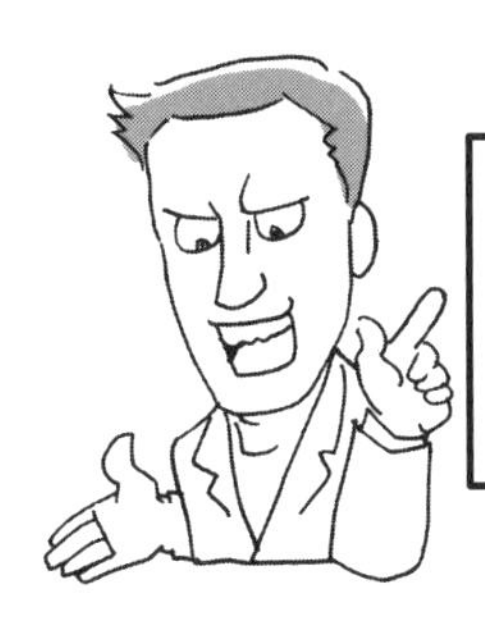

「平積みドクター」は
最新の医療技術を
知らないかも…！

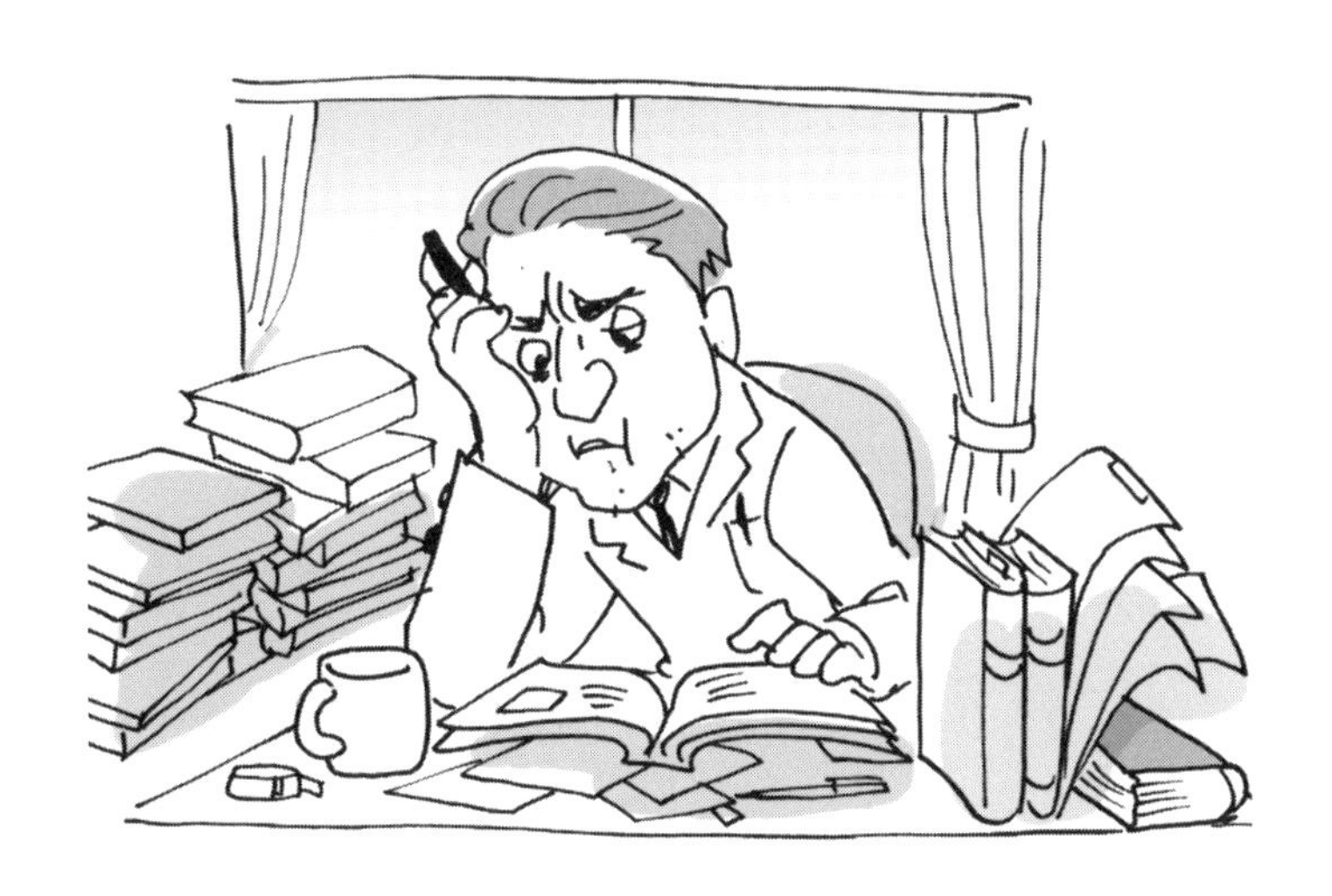

逆に、**膨大な資料の数々が平積みとなって診察室にあふれている**先生は、忙しい外来診療に追われて研究する時間が持てないか、もしくはハナから最新情報を知ろうともしていないか……いずれにせよ、**読んでいない可能性が非常に高い**と判断できます。

医療技術はスピード感をもって日々進化しているものですので、忙しいとはいえ、最新情報に疎い医師は、ヤバい医者であるといわざるを得ません。

「平積みドクター」は、黄色信号です。

本当はヤバいクリニック⑧

セカンドオピニオンをすると医師がキレるクリニック

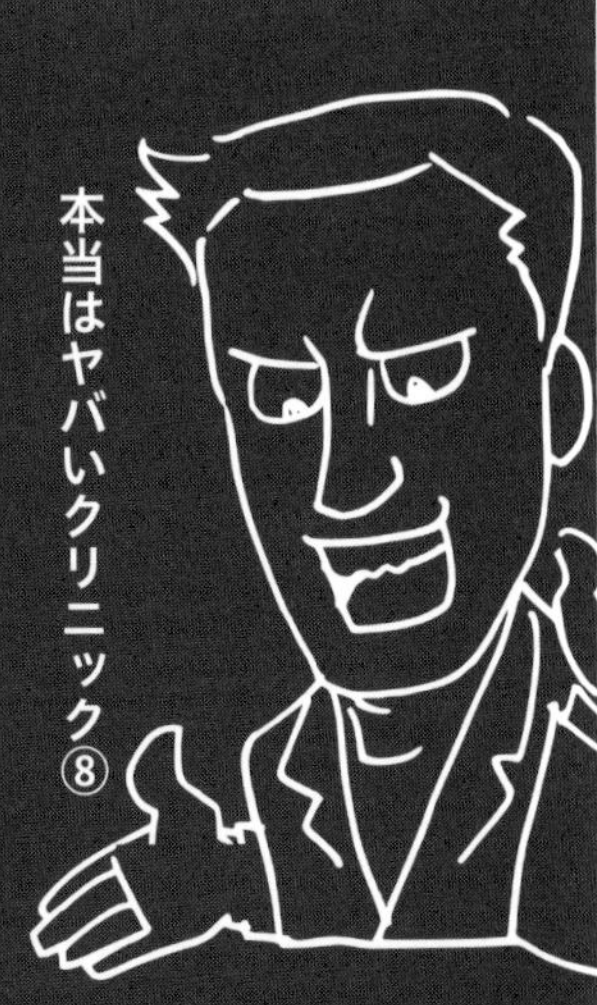

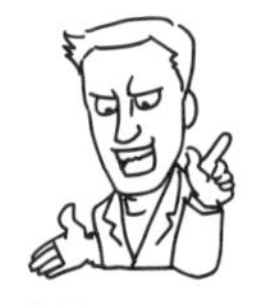

日本でセカンドオピニオンが機能しにくい理由

「セカンドピニオン」という言葉は、比較的新しい言葉ですが、近年になってようやく定着してきた感があります。

セカンドピニオンは文字どおり、現在かかっている医療機関の主治医とは別の医療機関や医師に相談して**「第2の意見」**を聞くことをいいます。

もともとは、アメリカなど海外で生まれた考え方で、複数の専門家による意見を得ることで、患者さん自身が納得のいく治療法を選択できるというシステムです。

しかし、日本ではセカンドオピニオンという言葉自体は定着しつつあるものの、実際にはあまり機能していないように私は思います。

本来、セカンドオピニオンというシステムは、かかっている医療機関の主治医とは別の医師に診察を受けることだけを指すのではなく、**主治医から診断にいたるまでの診療情報と検査データを提供してもらい、その内容を別の医療機関や医師に把握してもらった上で、新たに診察なり、検査なりを受けて第2の意見を聞くこと**をいいます。

そもそも旧来の日本における医師と患者の関係性は、とにかく主治医のいうことを信用して、すべてを任せるというスタイルが主流であったため、また、日本の国民性がシャイであるため、

「別のお医者さんのご意見を聞いてみます！」

そう面と向かっては、主治医の先生に対していいにくい、伝えにくいという空気感が払しょくできていないのでしょう。

『先生は、本当によくしてくれる。信頼して診ていただいているのだから、先生のいうことを信じたい』

そのような患者さんのお気持ちは、私にも重々わかります。

しかし、みなさん安心してください。

いままで私は、大変多くのお医者さんとかかわってきましたが、大部分のドクターはセカンドオピニオンの重要性を認識していますし、患者さんのお気持ちも十分理解されています。

「セカンドオピニオンをお願いしたいのですが……」

といっても、笑顔で応じてくださるはずです。

また、クリニックを開業しているドクターでも、かつての総合病院の勤務医時代には、外科手術などの高度な医療行為をおこなう際には「術前カンファレンス」と呼ばれる話し合いをおこなった経験があります。

その術前カンファレンスでは、複数のドクターが参加してさまざまな意見交換をおこなって、どのようなアプローチが患者によってベスト、ベターであるかを丁々発止で話し合い、万全の態勢で手術などに臨むわけです。

このプロセスは、実質的にはセカンドオピニオンと同じシステムですので、患者さんが不安に思うよりも、ドクターサイドはほかの医師の意見を聞くことに慣れているものなのです。

必要と考えた場合には、遠慮せずにセカンドオピニオンをお願いしましょう。

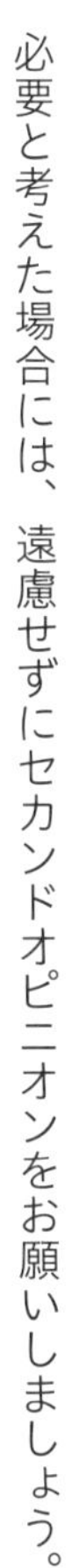

患者ファーストであればセカンドオピニオンで怒るはずがない

しかし、あくまで少数ではあると思うのですが、このご時世になってもセカンドオピニオンを申し出た瞬間に機嫌が悪くなったり、急に応対が冷たく、そっけなくなったりするドクターもいないわけではありません。

セカンドオピニオンを快く承らないということは、

『この素人が……何をいっているんだ！　オレの診断に間違いなんてない！』

『メンツを潰された……』

というような慢心に満ちているか、虚栄心が強いかであり、または、

『面倒くさい……』

という怠惰な性格であるかに違いなく、いずれにせよ**患者ファーストではない医師であるのは明白**ですから、こちらから願い下げというところでしょう。

ここで断言します！

セカンドオピニオンをするとキレる医師は、ヤバい医者です。みなさんの大事な命、健康を預ける価値はありません。

人間は誰しも、病気を患ったらさまざまな不安に苛まれます。その不安を少しでも解消するためには、セカンドオピニオンは大変有効な手段です。もしも……この本をドクターの方が読んでくださっていたら、いま一度勤務医時代や医学部への入学時のことを思い出してみてください。

「医は仁術なり」

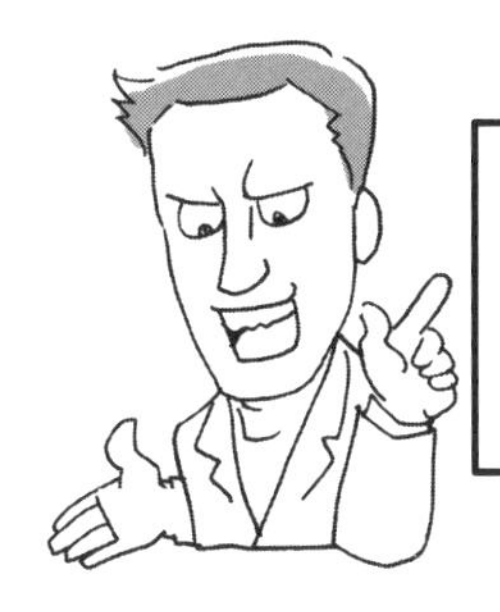

セカンドオピニオンで
キレる医師は
ヤバい医者です！

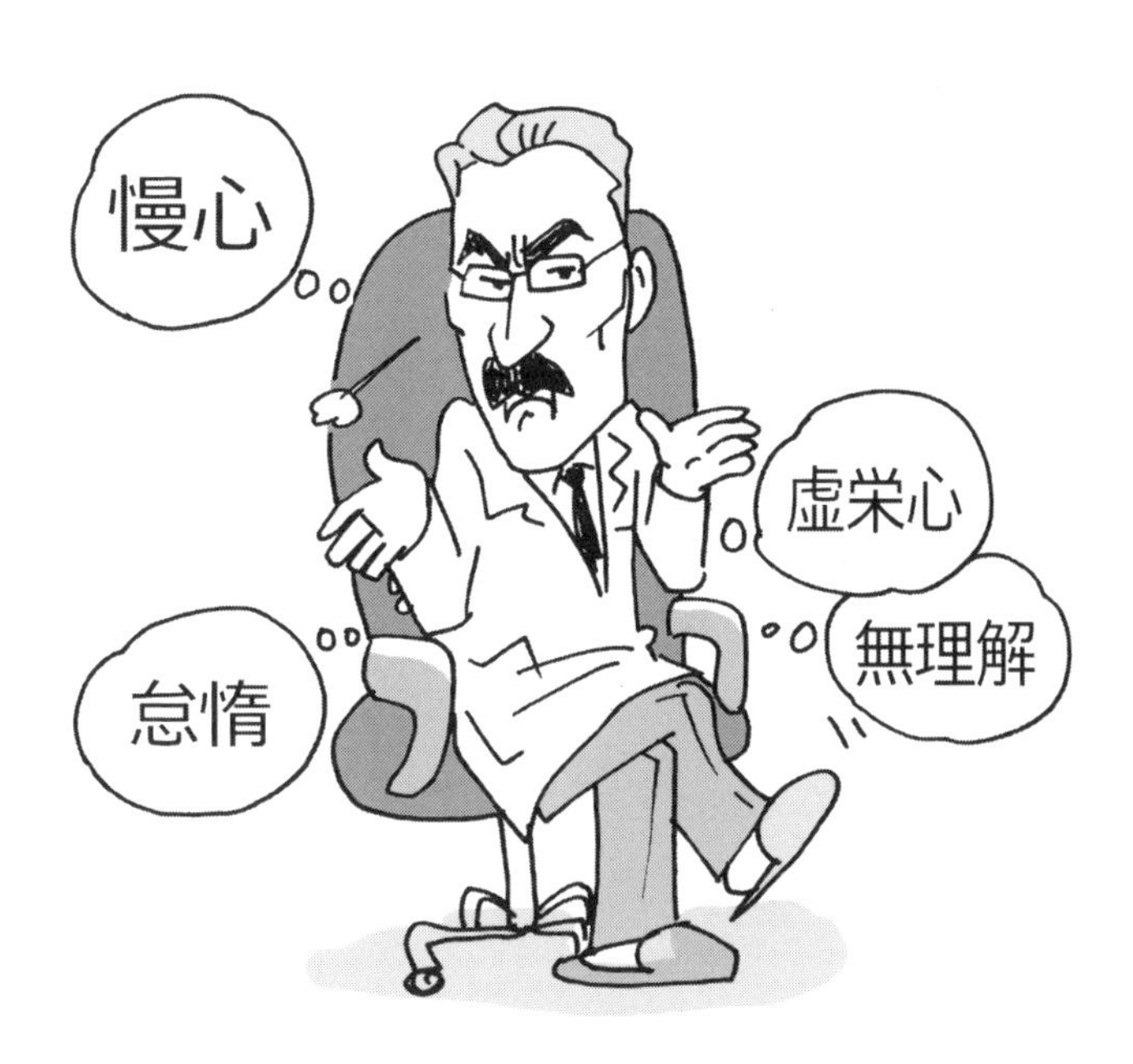

古来より語り継がれてきたこのフレーズを、どうか忘れないでいただきたいと思います。

本当はヤバいクリニック⑨

超ド素人の受付スタッフがいるクリニック

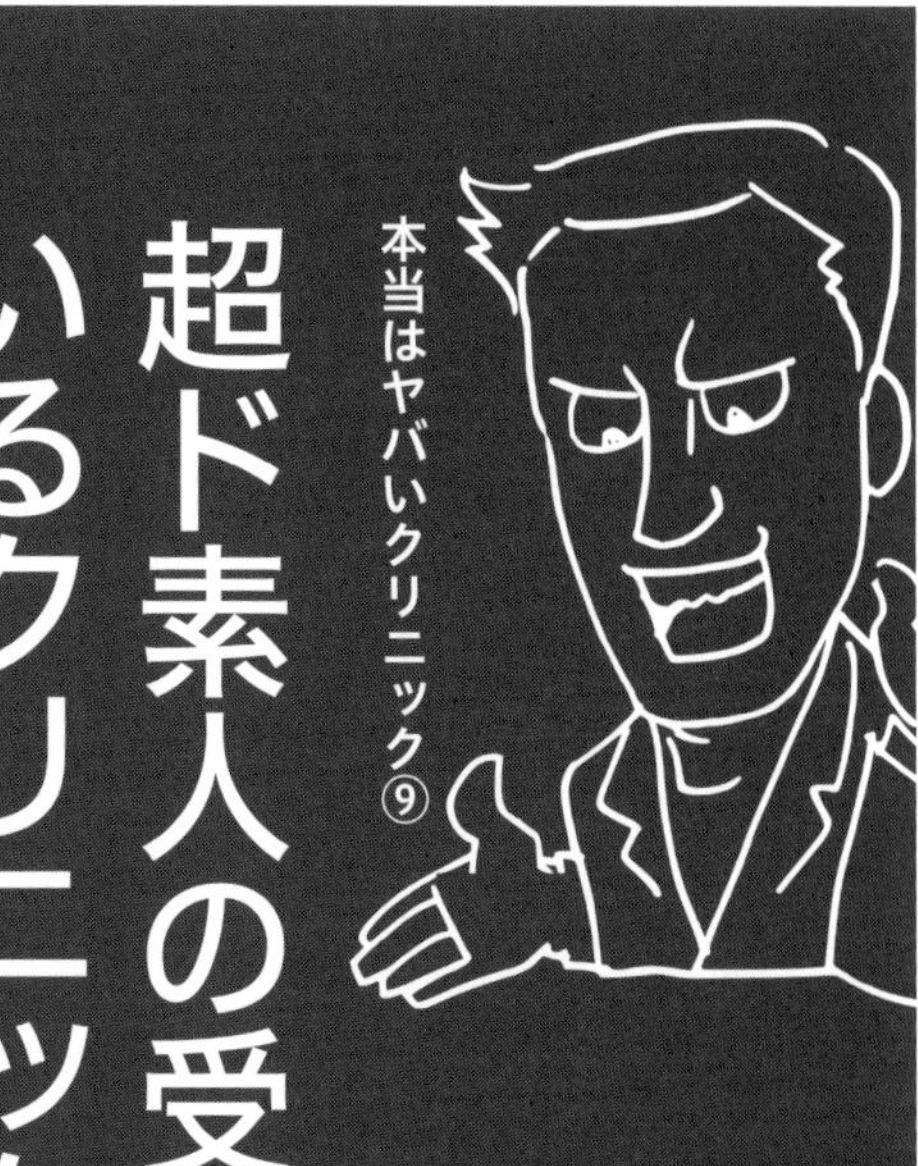

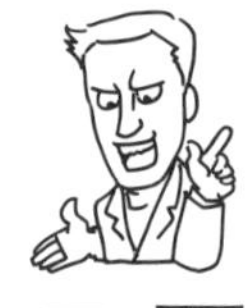

医療知識や医療事務のイロハを知らないスタッフが増えている

最初に紹介した「本当はヤバいクリニック①　受付スタッフが異常にかわいいクリニック」において、クリニックの受付スタッフには、医療知識に裏付けされた専門性こそ重要視され、外見や若さなどはまったく関係ないという趣旨のことを書きました。

しかし、クリニック……つまり、一般診療所の新規開業がどんどん増加し続けている現況に比例して、**医療知識や医療事務のイロハを知らないド素人の受付スタッフ**の存在が目立ってきました。

以前は、新しいクリニックが開業される際に、開業医であるドクターは他の病院で医療事務をしていた経験のある人をこぞって受付スタッフに採用していたものです。

また、医療事務の未経験者を雇用する場合であっても、医療事務に関する専門資格を取得している人を採用するか、採用後に資格を取得してもらうべく待遇を整えて、クリニックの開業に臨んでいました。

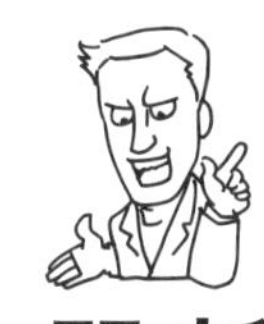

新しいクリニックは開業月にトラブルが頻発する

しかし、近年ではクリニックの増加の影響による慢性的な人材不足が続き、開業時に医療事務の経験があるスタッフをそろえることが非常に困難になっています。

そのため、医療事務職の未経験者や専門知識を持たない人を雇用して、その後に医事会計ベンダーや電子カルテメーカー、またコンサルタントの人たちが新規スタッフに流れを説明し、**簡単な指導をするだけで受付スタッフ業務を任せる**傾向にあります。

しかし、なにぶん短期間で育成しなければならないため、急ごしらえの感……付焼刃的な印象が否めない指導となり、どうしても患者接遇の教育が疎かになりがちです。

通常であれば、専門学校で医療事務のイロハをしっかりと履修するためには、数カ月はかかるものなのですが、近年の開業時の流れを垣間見るに、指導期間は長くて数週間……短い場合は数日というムチャぶりが増えているように思います。

そのため、新しいクリニックでは、特に**開業月にはトラブルが頻発しやすくなっているのです。**

具体的なトラブルを挙げれば、たとえば処方箋を受けとった患者さんが、

「薬局はどちらにありますか？」

とたずねた場合、応対した受付スタッフが、

「薬局は、玄関を出てすぐ左隣にありますよ」

などと安易に案内してしまうケースがあります。

読者のみなさんは不思議に思われるかもしれませんが、これは完全に違法行為です。

これは、医療事務のイロハを学んだことのある人であれば、誰でもよく知っていることなのですが、「保険医療機関及び保険医療養担当規則」という法律の第2条の5において「患者に対して特定の保険薬局において調剤を受けるべき旨の指示等を行ってはならない」と記載されています。

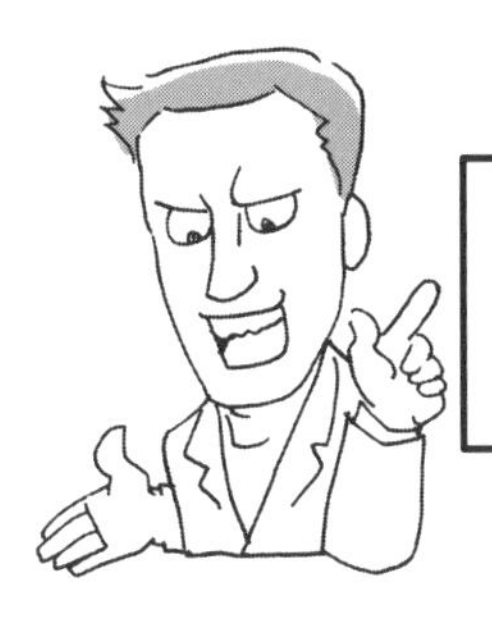
これは完全に
違法行為です！

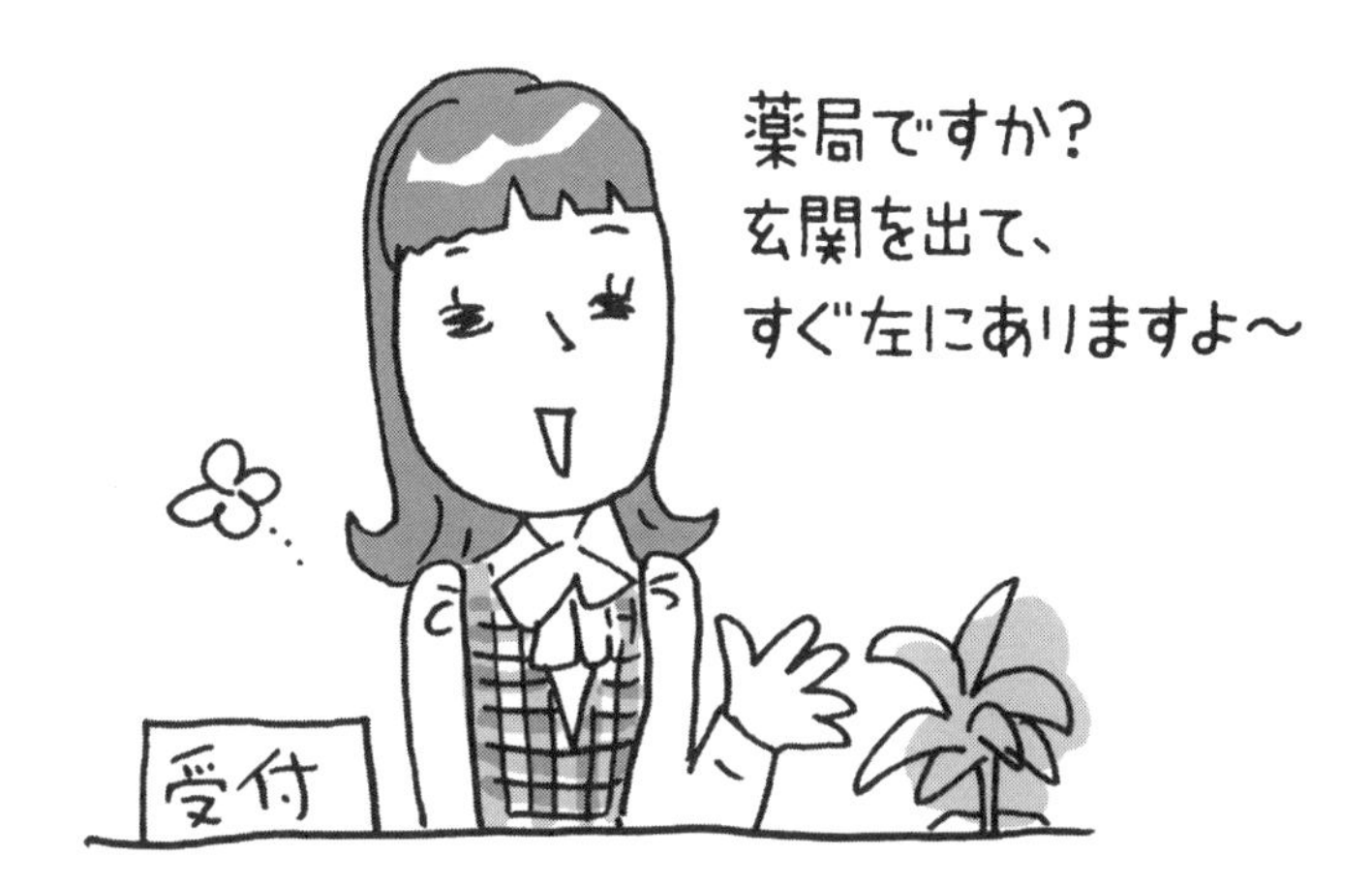
薬局ですか？
玄関を出て、
すぐ左にありますよ～
受付

どこかパチンコ店と景品交換所の関係に似ている不思議な現象にお感じになるかもしれませんが、コンプライアンス重視の昨今としては、このような違法行為はクリニックにとって致命的なことになりかねないのです。

ささいなことではありますが、医療事務の経験者のみならず、そのイロハを知っている者であれば絶対にしないエラーです。

私からいえば、

『こんな初歩中の初歩といえる凡ミスをする受付スタッフは、**いつか深刻な医療事故を引き起こす**のではないか？』

そんな懸念を抱かざるを得ません。

来院時の応対をひとつ間違えれば、それがささいなことでも先々の事態に影響を与え、結果的に重大な事故を招いてしまうかもしれないのです。

しっかりと指導が行き届かず、超ド素人の受付スタッフを放置しているクリニックは、やはりヤバいといわざるを得ません。

本当はヤバいクリニック⑩

テレビで有名な医師なのに いつも不在のクリニック

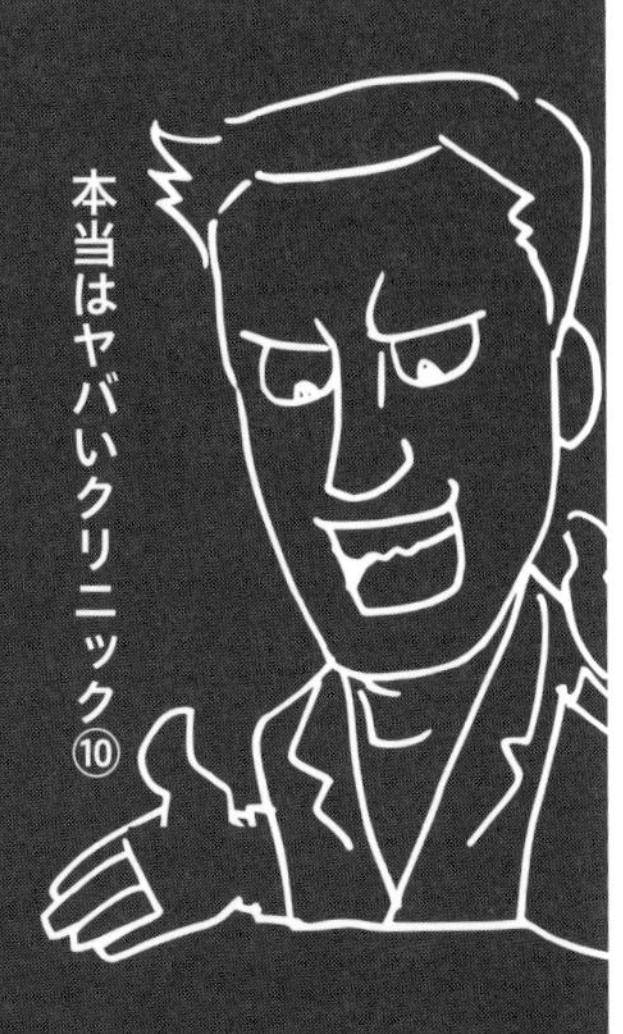

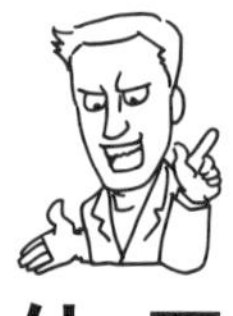

テレビ出演しているドクターの休診事情

最近、テレビをつけると、さまざまな番組にお医者さんがやたらとたくさん出演されているのを目にします。

健康情報番組であればまだしも、ときにはバラエティ番組にも登場し、お笑い芸人さんと同じような道化をして笑いをとっているドクターさえ見かけます。

そして、出演されている医師の顔ぶれはたいてい同じで、一部の方は芸能プロダクションにも所属されていたりもします。

露出しているメディアはテレビだけにとどまらず、インターネット番組やウェブページ、ラジオ、新聞、雑誌など多岐に及んでいるようです。

ときには、いわゆる「ひな壇」に複数の医師がズラリと並び、タレント顔負けのトークを炸裂させているシーンも目にします。

そんなシーンを目撃して、不思議に思うことはないでしょうか？

たとえば、次のような疑問です。


『このお医者さんたちの病院は、同じ日が休診日なのかな……？』


普通、テレビ番組の収録日は日中ですので、クリニックの診療時間帯と被っているはずです。

もちろん、単独で出演されているドクターであれば、休診日に収録している可能性もあると思いますが、それぞれ別の病院に勤務している複数の医師が同時に出演している場合には、休診日が同じタイミングである可能性は極めて低いはずです。

『休診日じゃないのに、なぜテレビに出演できるの？』

医療コーディネーターとして、多くの医師と付き合ってきた私が垣間見た限りでいえば、自らの担当時間に代診のドクターを呼んでいたり、ときには学会に参加していることにして臨時休診日にしたりしているようです。

自分の経営するクリニックに足を運んでくれる患者さんを診ることに勝る医師の本懐などないはずですが、なぜ臨時休診にしたり、代診を立ててまで、多くの医師がテレビに出演するのでしょうか？

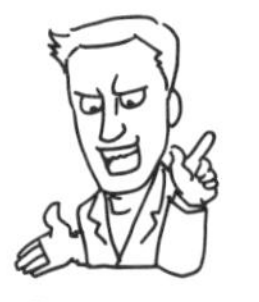

テレビ出演はクリニックの効果的なプロモーションとなる

多くの医者さんがテレビに出演したがる理由は、一言でいえばクリニックの**宣伝、つまりプロモーションの一環**です。

経営者である自分自身が広告塔となってテレビ出演をすれば、顔と名前が売れて有名になるので、その結果、より多くの患者さんが自分のクリニックに足を運んでくれることにつながることをよくご存じなのです。

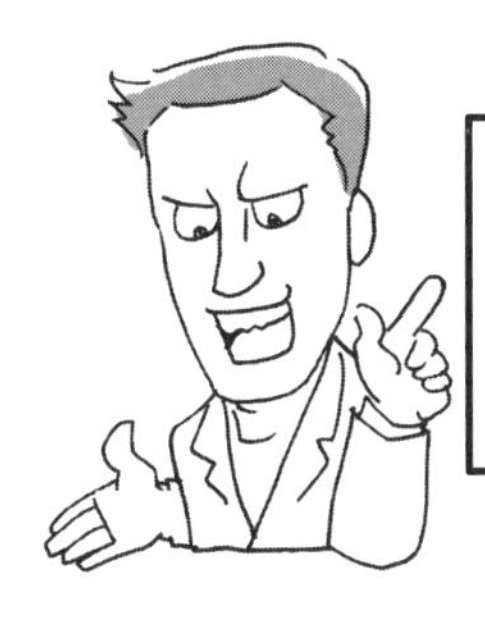

**テレビ出演は、
経営戦略的には
◎ですが…**

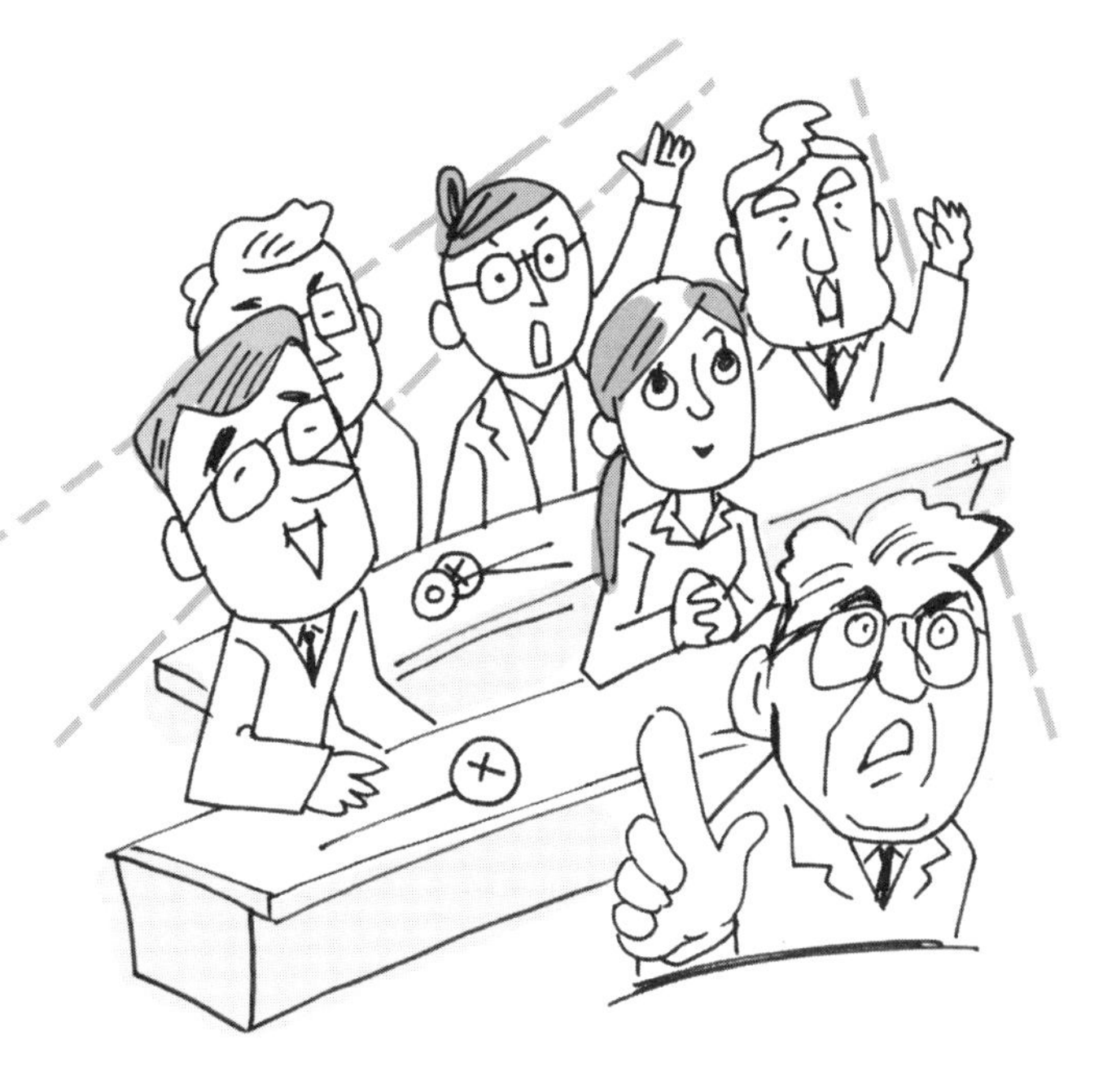

実際、テレビ出演は費用対効果のよいプロモーションです。

たとえば、民放のキー局で定期的にCMを流している美容整形クリニックがいくつかありますが、その費用は数千万円に及ぶとされています。

数千万円かけても1回のCMは15秒程度ですから、もちろんその効果は大きいといえども、なかなか大きな勇気と資金が必要となるプロモーションといえます。

比較して、健康情報やバラエティ番組などのひな壇に座って、ときおり専門的な解説を交えながらトークを展開するテレビ出演であれば、長い時間露出できますし、自らの声でさまざまなことを伝えることができます。

『あの先生、感じがいい』

『かっこいいドクターだな！』

『美人！』

『話が上手で面白い人だ』

などという**評判が得られれば、全国的に好感度が上昇**して、

「あの先生の病院で診察してもらいたい！」

と考える人は相当な数に及ぶはずです。

しかも、数千万円もの費用が必要となるCMとは異なり、テレビ局から招かれて出演するわけですから、プロモーション費用もほとんどかかりません。

また、テレビ出演して有名になれば、多くの出版社からも声がかかりやすくなり、書籍の著者になるドクターも少なくありません。

出版した本がベストセラーになれば、テレビ番組の出演以上に医師としての評判が高くなり、さばききれないほどの患者さんが押しかけることもあるでしょう。

メディアの出演等が増えれば診療できる時間は減る

しかし、有名人となってメディア出演が増え、さらに著作活動やインタビュー、講演活動などが多くなれば、**自ら診療に携われる時間は短くなる**ものです。

当然、臨床医としての経験値を積む時間も少なくなります。

「あの先生のクリニックは、臨時休診日が多過ぎる」

「結局、代診のドクターが出てくるだけで本人はいない」

「有名だけど、実際の診療内容は……」

などと悪評される事態になるかもしれません。

有名なドクターに診察してもらいたいという気持ちは重々わかりますが、やはり**普段からキチンと診察室で仕事を続けている医師が安心**ではないでしょうか？

本当はヤバいクリニック⑪

開業時にお祝いの胡蝶蘭がズラリと並ぶクリニック

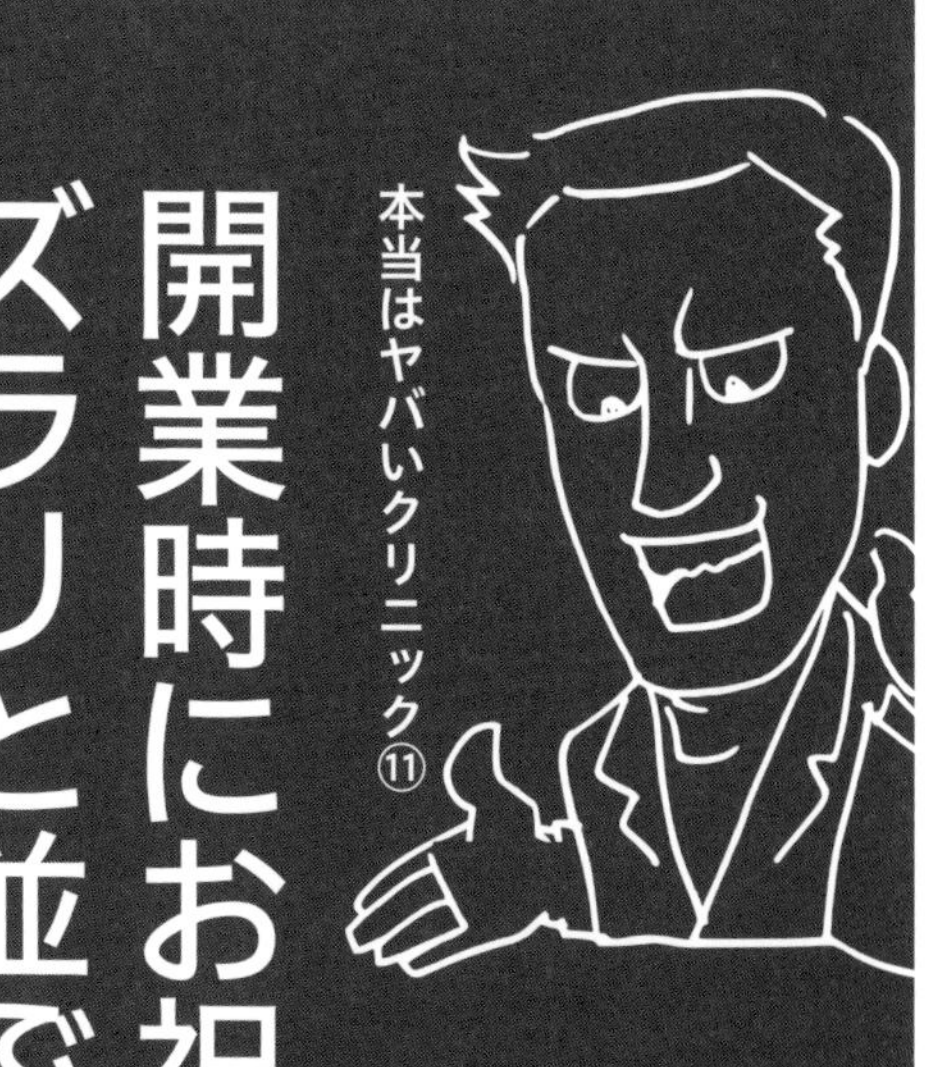

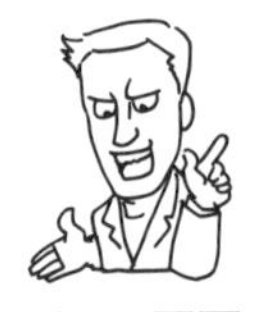

開院祝いに胡蝶蘭を送る製薬会社とクリニックの関係とは？

みなさんは、新規開業したばかりのでき立てほやほやのクリニックに足を運んだことはありますか？

クリニックによっては、開業前に内覧会を大々的に開催して、近隣の住民のみなさんに開院のアピールをしているところもありますので、見かけることがあったらぜひ見学に行ってみてください。

私は医療コーディネーターという仕事柄から、生まれたばかりのピカピカのクリニックに伺うことが少なくないのですが、玄関や院内の受付前などのスペースには胡蝶蘭がたくさん並んでいたりします。

ひとつひとつの胡蝶蘭には、「祝御開院」と赤字で記された立札が付けられていて、そこにはお花の送り主の名前が併記されているのを目にします。

送り主としては、開業された先生の元の勤務先や近隣の病院、関係先の企業などの名前が記されていることが多いのですが、その中には製薬会社の名前もあるはずです。

みなさんが新規開業したばかりのクリニックを訪れ、そこに並ぶ胡蝶蘭などの開院祝いを見る機会があったときには、ぜひそこに記されている**製薬会社の企業名**をチェックして控えておいてください。

そして、みなさんがそのクリニックの先生の診察を受けたときには、診療後に処方されるお薬のメーカー名を確認してみましょう。

恐らく処方されたお薬を製造している製薬会社は、開院祝いの立札にあった企業名と高確率で一致するはずです。

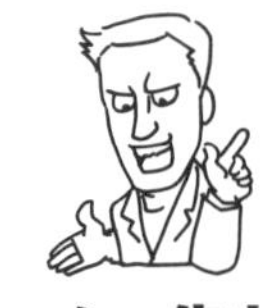

製薬会社の利益を優先するクリニックはヤバい

このことが示しているのは、その開業したクリニックは**特定の製薬会社と深い繋がりを持っていて、同院が患者さんに処方するお薬はその製薬メーカーの比率が高い**ということです。

もちろん、病院で処方されるお薬の中には、特定の製薬会社でしか製造されていないものもあるので、開院祝いの札にあった製薬会社名とみなさんに処方されたお薬を製造している企業名が一致したからといって、そのこと自体が問題であるわけではありません。

しかし、付き合いの深い製薬会社への利益を優先して、**患者さんに対してベスト、ベターであるお薬選びが二の次になっていたとしたら**……そこには大きな問題があるということになってしまいます。

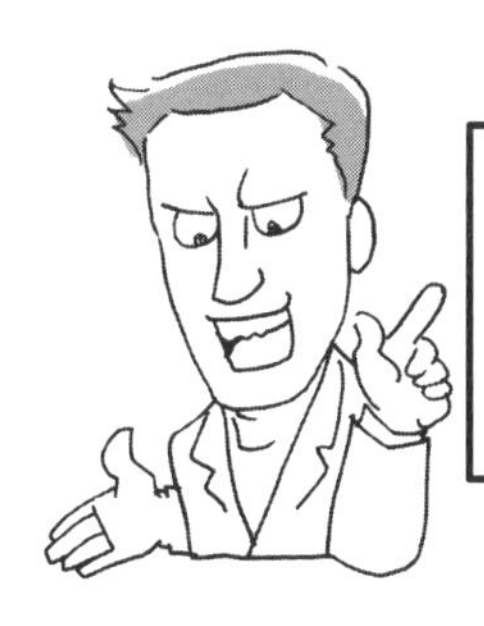

胡蝶蘭がズラリと並ぶ
クリニックは、製薬会社
とズブズブかも…!?

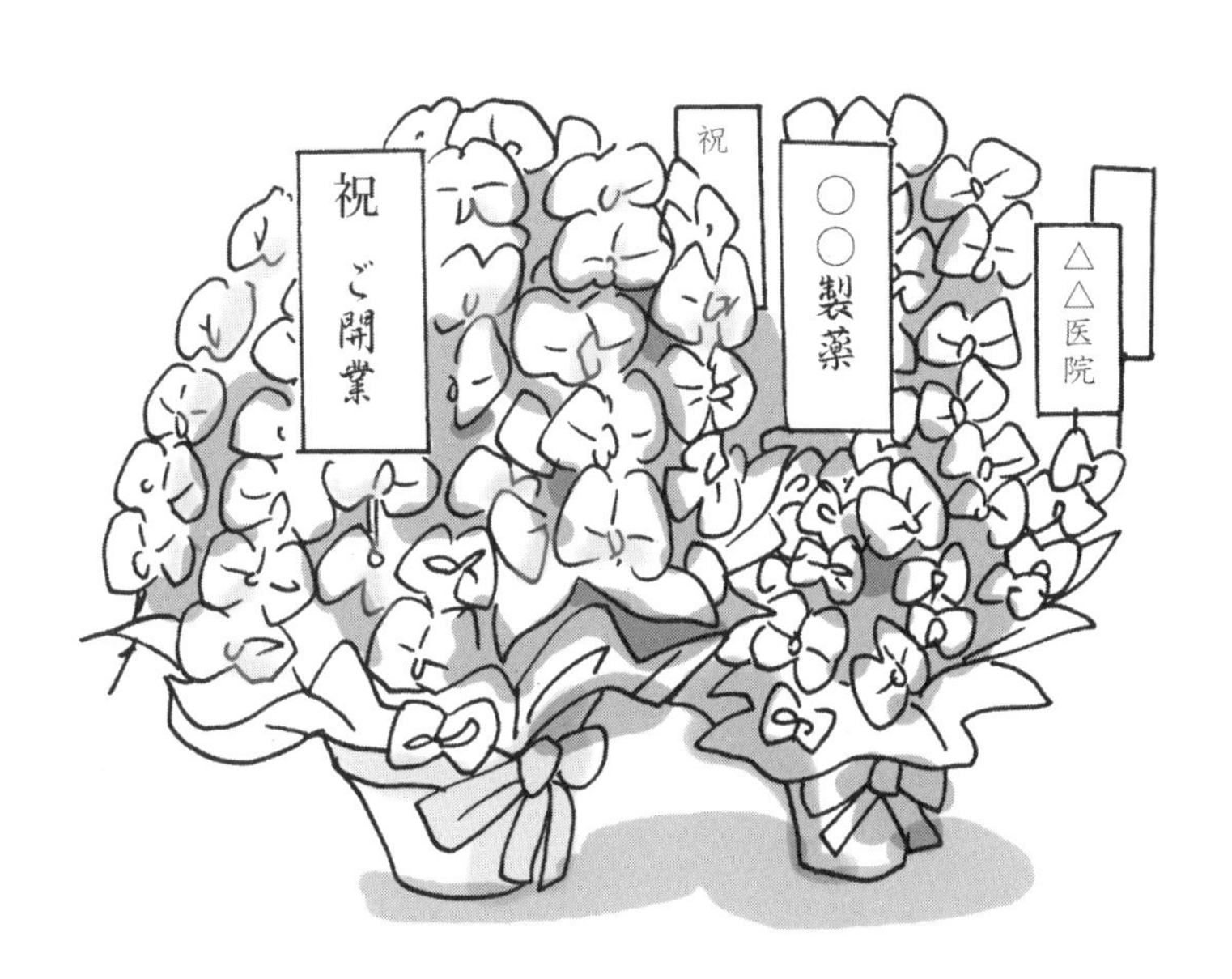

あまり声高にいうのは、正直憚られますが、

『〇〇クリニックは、××製薬とズブズブの関係だからね……』

長く医療業界にいると、そんな噂話を耳にすることもあるのです。

開業時に製薬会社から送られた胡蝶蘭がズラリと並んでいる光景を目にしたら、そこにある製薬会社名をチェックして、ドクターが本当にみなさんに合った薬を第一に処方してくれているのか……考えてみる必要はありそうです。

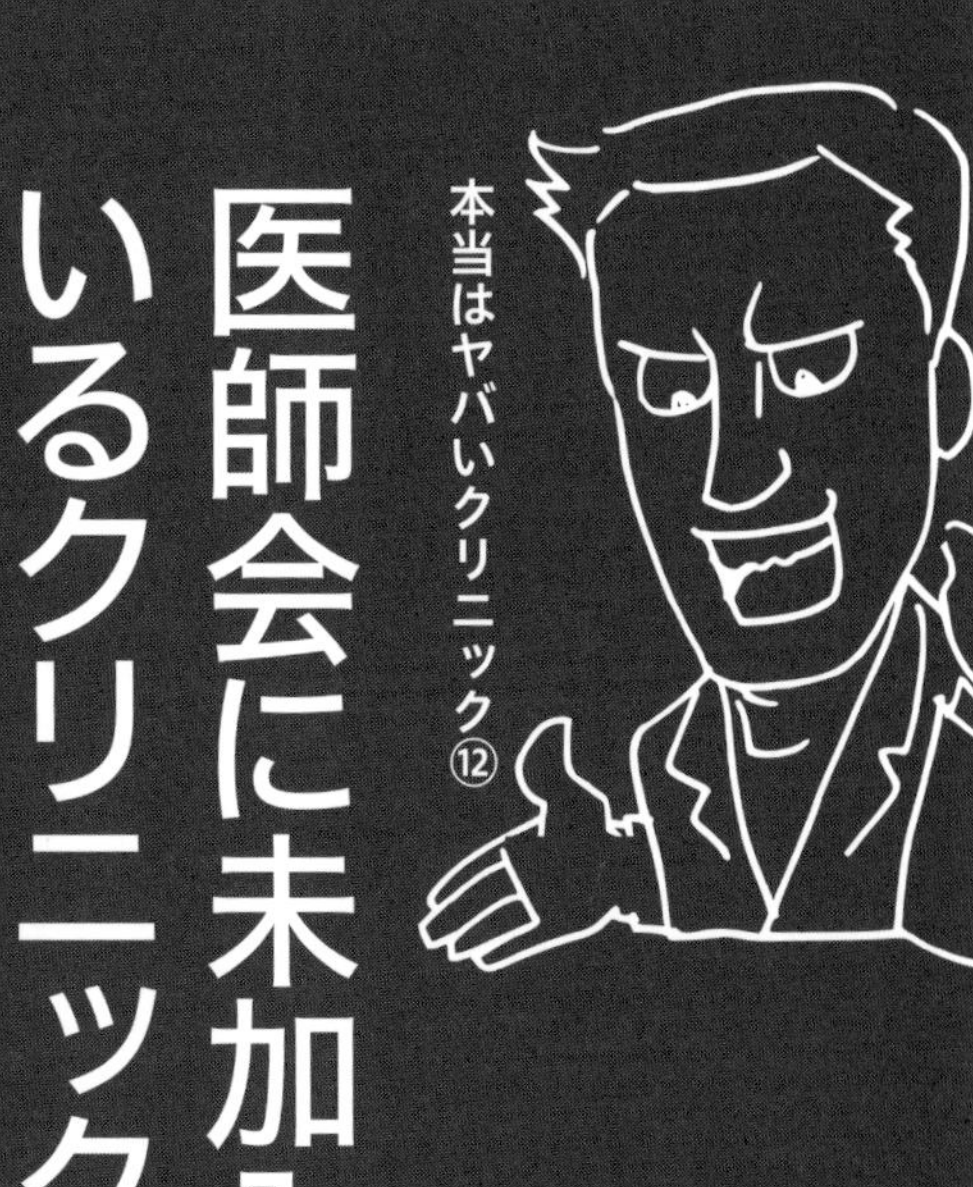

本当はヤバいクリニック⑫

医師会に未加入のドクターがいるクリニック

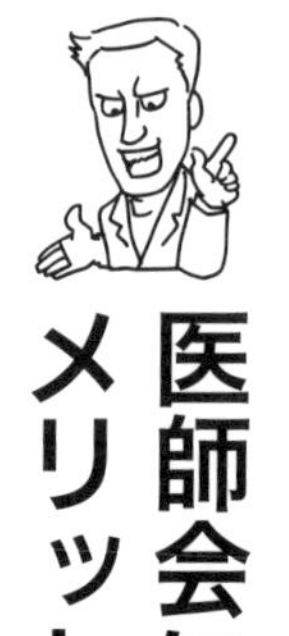

医師会に加入するメリットとデメリット

クリニックを新規開業するドクターの多くは、開業時にさまざまな**「医師会」**に加入することが一般的です。

医師会組織のトップには、みなさんも耳にすることが多い「日本医師会」があり、その下に「都道府県医師会」、さらに下に「群市区医師会」という下部組織がある形で、組織体系が形成されています。

開業時には、このうちひとつ、もしくは複数の医師会へ加入するドクターが多いようです。新規開業を予定している多くのドクターは、あらかじめ各医師会にあいさつ回りをして関係役員に根回しを済ませて、さらに複雑な各医師会のローカルルールを事前に確認します。

実際、各医師会にはわかりにくい伝統的なローカルルールが多数存在していて、その運

医師会の組織体系

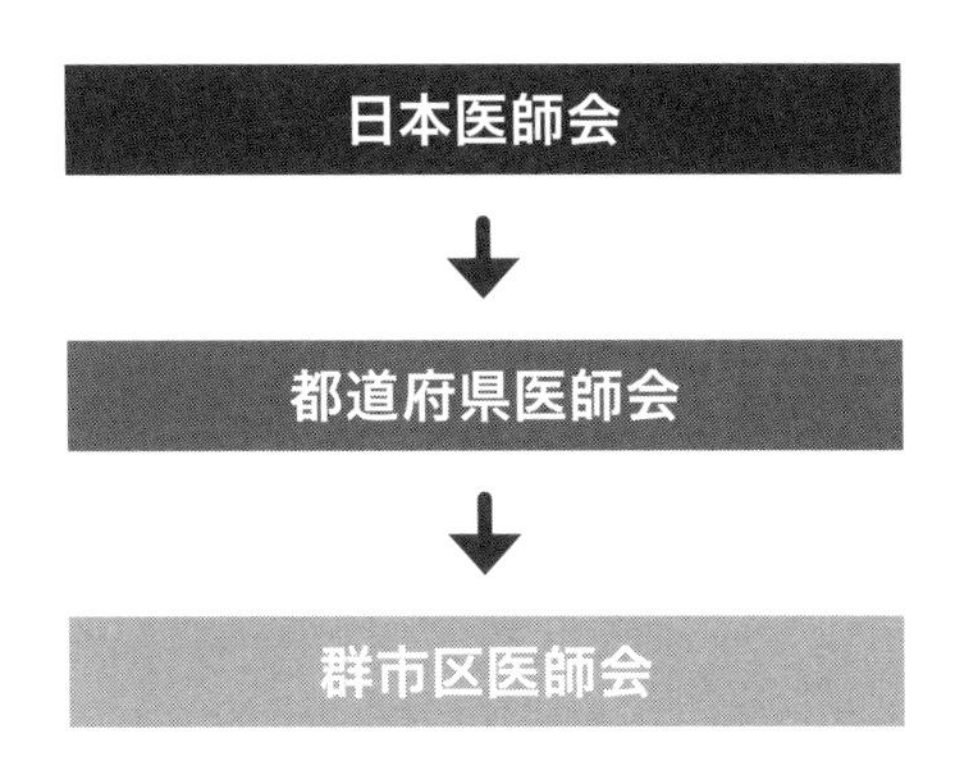

クリニックを開業する場合は、日本医師会、都道府県医師会、群市区医師会の３つの医師会のうちひとつ、もしくは複数の医師会に加入することが多い。
開業医の場合、この３つの医師会のすべてに所属すると、年会費の合計は少なくとも年間数百万円以上になる。

出典：クリニック総合研究所「クリニック開業.com」を参考に作成

用手順を間違えると開業後にトラブルを招きかねません。

現在でも、地方ではこのような手順が一般的におこなわれています。

表向きでは、各医師会への加入はあくまで任意とされているのですが、実際には、未加入の場合、さまざまな弊害があります。

一例を挙げると、開業の承認がスムーズに下りない、健康診断や予防接種などの地域的な医療業務委託の仕事が回ってこない……等々です。

逆に加入さえすれば、これらの弊害なく、さまざまなメリットを受けられることになります。

最大のメリットは、医師賠償責任保険への加入ができることです。

よく報道で目にするように、医療事故などのトラブル時には医療訴訟に発展することも少なくないため、常に医師は大きな不安を抱えながら業務をこなしています。

しかし、各医師会の医師賠償責任保険に加入しておけば、いざというときに医師会が雇用している医療訴訟の専門スタッフと顧問弁護士が対処してくれるため、裁判時の手間と費用に関するリスクを大幅に削減できることになります。

ただし、複数の医師会に所属するためには、少なくとも年間数百万円以上の出費がかかるという大きなデメリットがあります。

そのため、近年では、特に都市部のクリニックは、予算的な問題や加入後の付き合いなどの手間を勘案して、これらの医師会に加入しないドクターも増えているのです。

医師会に未加入のドクターの中には自由過ぎる医師もいる

このように医師会への加入には、メリットとデメリットがあります。

当然、加入すればその他の会員と足並みをそろえなければならない局面も少なくなく、休診日を決める際に地域との調整が必要だったり、地区の学校健診を担当させられたり、医師会自体の業務の手伝いなども多々発生したりもします。

また、同じ医師会に所属するドクター同士のヒエラルキーに巻き込まれて、特に加入したばかりの新顔時には、強力な上下関係に閉口することも少なくないはずです。

『せっかく一国一城の主たる開業医になったのに……』

実際、そんなふうに青息吐息するドクターを私は現場で数多く目撃してきました。

そんな事情もあって、**近年の若いドクターの中には、あえて医師会には加入せずに、診療時間や医院運営に関して、自由な独自スタイルをとる人が増加しているのです。**

しかし、ここにも問題はあります。

医師会の干渉を受けずに、**自由な独自スタイルをとるドクターは経営面だけでなく、診療面に関してもオリジナルのポリシーによって、どうしてもフリースタイルな医療行為に走りがち**なのです。

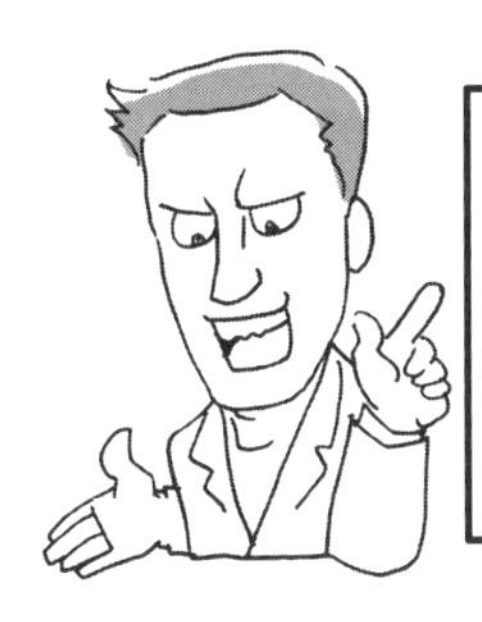

医師会に未加入の
ドクターの中には、
自由すぎる診療スタイル
の医師も…

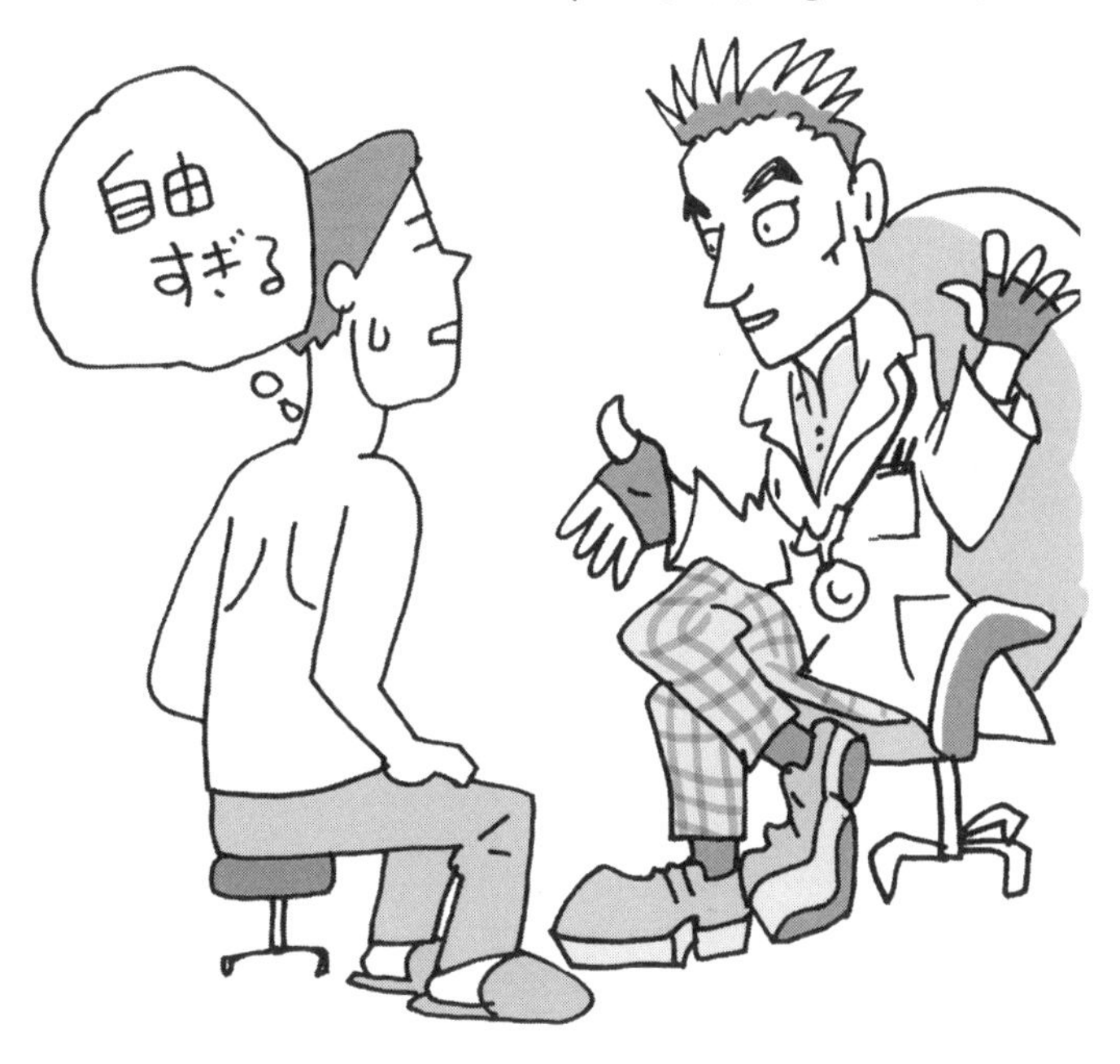

一般のみなさんには少々わかりにくい部分かもしれませんが、各医師会に所属していないニュータイプのドクターにかかるときには、その診療スタイルを十分見極めて受診することをおすすめします。

本当はヤバいクリニック⑬

「○○専門医」の証明書がズラリと並ぶクリニック

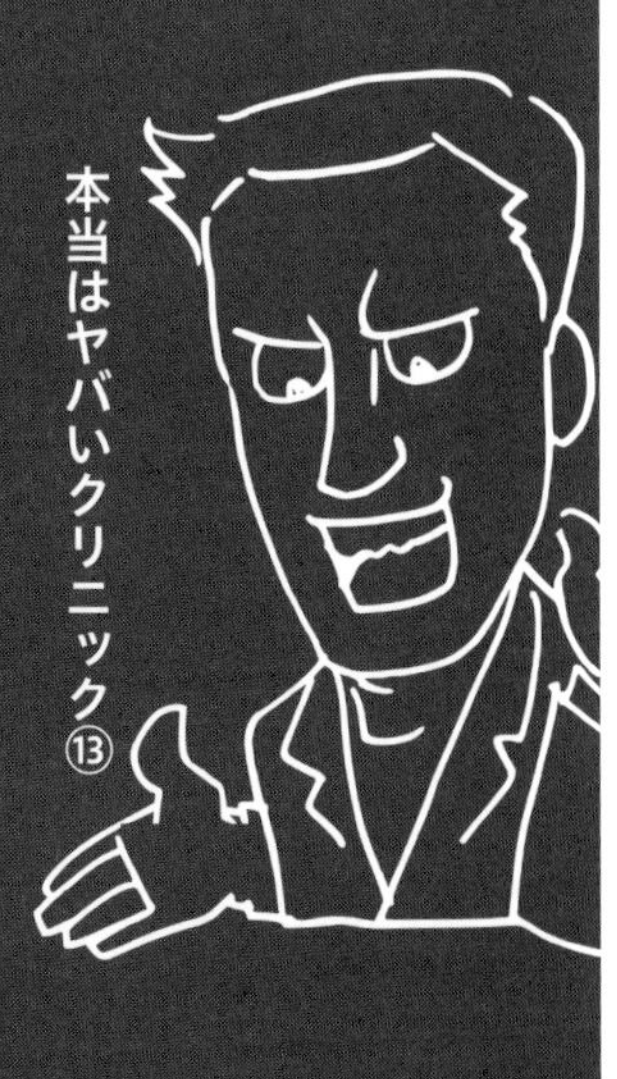

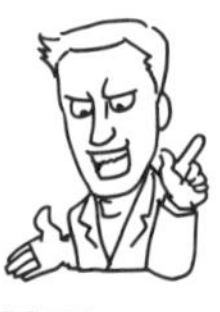

「○○専門医」という証明書の正体とは？

病院は、とにかく待ち時間が長いところです。

受付を済ませてから診察室に呼ばれるまで、患者さんが手持ち無沙汰のまま長い時を過ごすことになる待合室ですが、実はドクターによるアピールの場としても利用されています。

待合室には、患者さんが座る長椅子やソファーが並んでいて、その前方には大きなテレビがあって、終始ＮＨＫの放送が流されていたります。

また、そのスペースの一隅には、さまざまな雑誌や書籍、絵本などが陳列された本棚もよくあります。

さらに、壁には院内掲示板が備え付けられていて、クリニックからの告知や流行している病気に関する役所からの注意喚起ペーパー、健康情報の冊子などが貼られていることも多いと思います。

また、待合室の壁の一面に「○○専門医修了証」や「△△認定証」のような証明書を所狭しにズラリと並べて掲示しているクリニックも多く見かけます。

これらの証明書は、保険医療機関として掲示が義務付けられているものもあり、それらは患者さんが目にできるところにキチンと掲げておかなければ、管轄する厚生局の調査や指導を受けることになるものもあります。

しかし、たとえ「○○専門医」の修了証や認定証と記されているものであっても、決して掲示が義務付けられているわけでもなく、ドクターが訪れた患者さんにアピール……、つまり、**「見せびらかす」ためだけに掲示しているもの**も少なくありません。

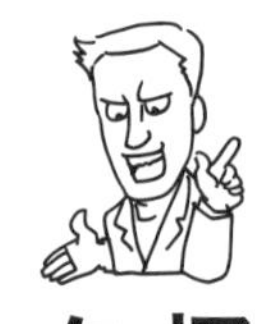

怪しい証明書を並べるクリニックの意図を見抜く

これらの「〇〇専門医」の修了証や認定証は、その資格を取得することが難しい、しっかりとした内容のものもありますが、新設されたものの中には、『こんな〇〇専門医の認定を受けて、果たして診療に役立つのだろうか？』そんな思いがする資格も多い印象を受けます。

長年医療業界を見てきた私から見ると、正直なところ首を傾げるようなものも少なくなく、オフィスに戻ってから詳しく調査してみると、その**実態を疑ってしまうような怪しい修了証や認定証も結構ある**ものです。

私の経験でいえば、実態の怪しい「〇〇専門医」の修了証や認定証をたくさん待合室に掲示しているクリニックほど、患者さんに保険適用外の「自由診療」を積極的に勧めてい

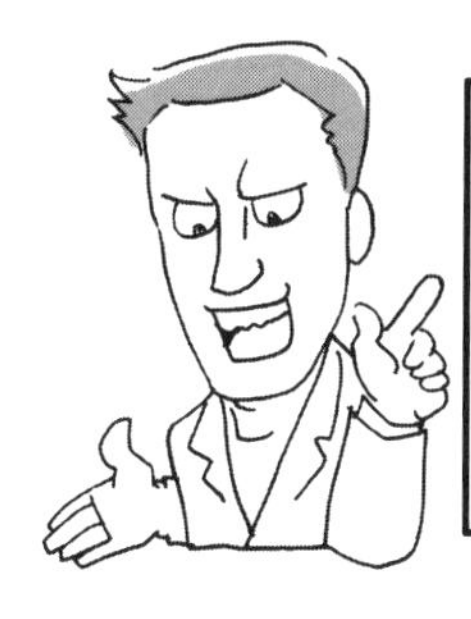

有名人のサインが並ぶ
ラーメン屋が美味しい
とは限らない……
それと同じことです！

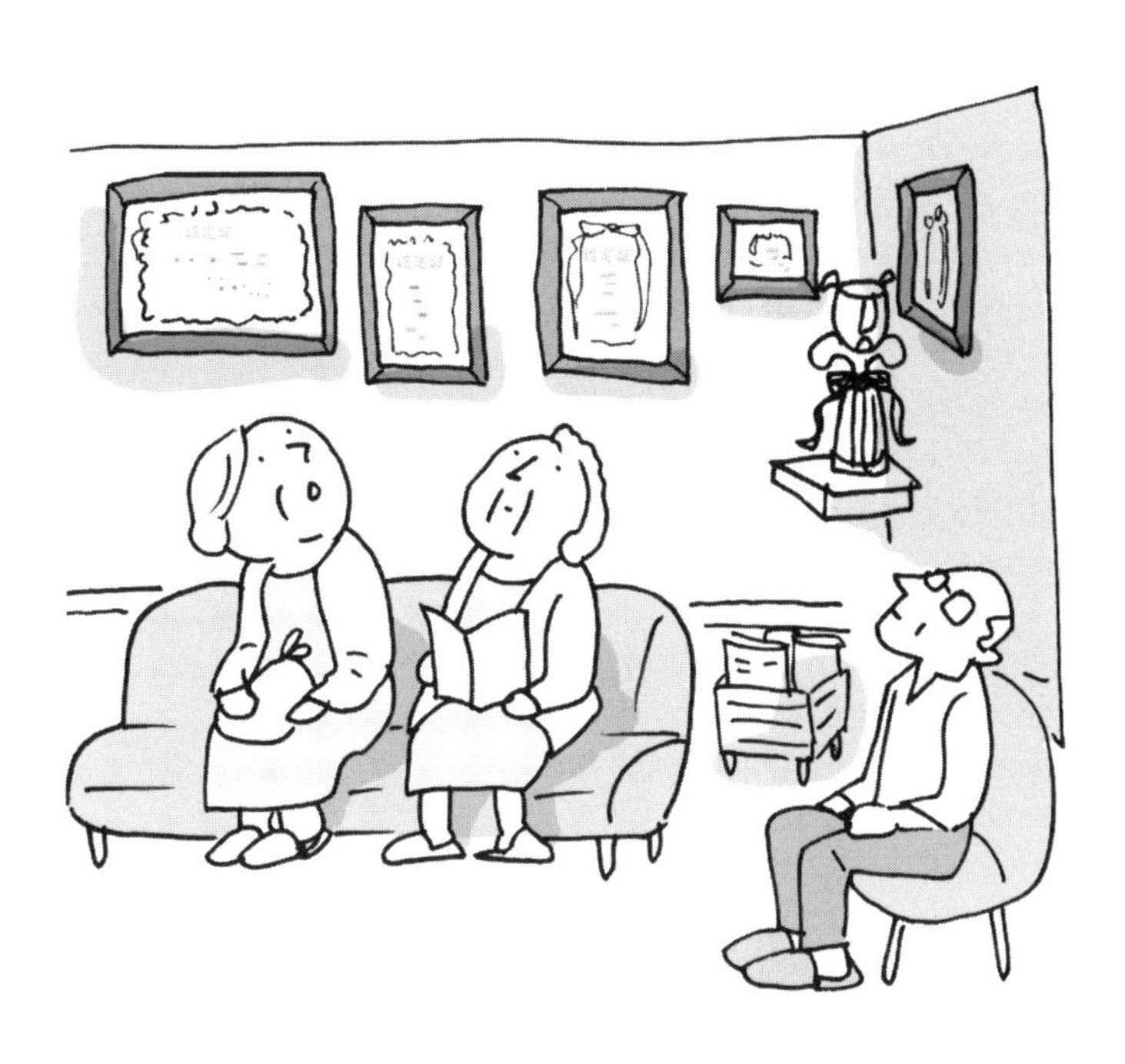

る印象があります。

賢明な読者のみなさんは、くれぐれも**『「○○専門医」の修了証や認定証が多いドクター＝専門性の高い医師』であると鵜呑みにしないように注意してください。**

本当はヤバいクリニック⑭

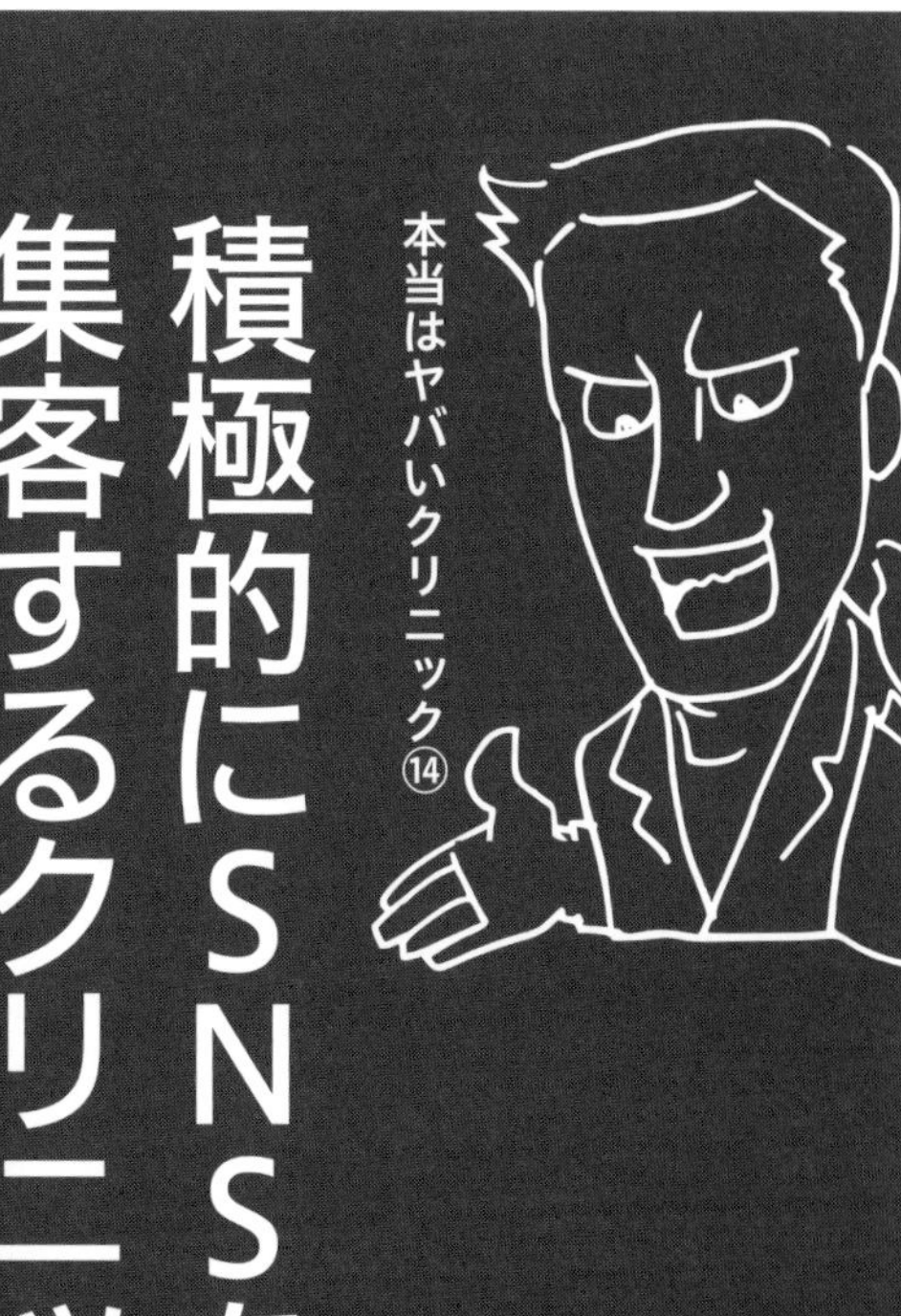

積極的にSNSを駆使して集客するクリニック

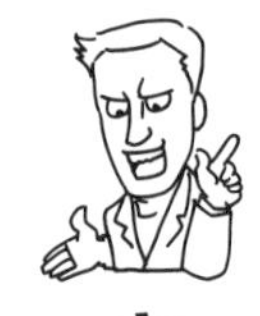

きっかけは医療法の改正だった

２０１８年、医療機関の広告のあり方に関して大幅な法改正がおこなわれました。同年６月に「改正医療法」が施行され、医療機関の広告における表現に厳しい制限が設けられるとともに、適用される広告の種別範囲も拡大されたのです。

この法改正以前、医療広告の世界では誇大な表現だけでなく、虚偽とも捉えられかねない内容がまかり通っていました。

問題視されたのは、主に美容整形クリニック業界における広告です。

美容整形は、もちろん保険適用外の「自由診療」ですので、患者さんが診療を受けるクリニックによって費用はまちまちであるだけでなく、その治療費は「保険診療」のそれとは比較にならないほど桁違いに高額です。

テレビや雑誌などの各メディア上でとり上げられることも多く、その中には術前術後のビフォーアフターを比較するような特集も珍しくありませんでした。(この手の特集は、クリニック側が製作費の全部もしくは一部を負担するタイアップです)

メディアを使った広告展開はどんどん過熱していく一方となり、その効果もあって患者はクリニックに殺到することとなり、結果として料金の支払いや術後のクレームなど**多くのトラブルが発生**することとなりました。

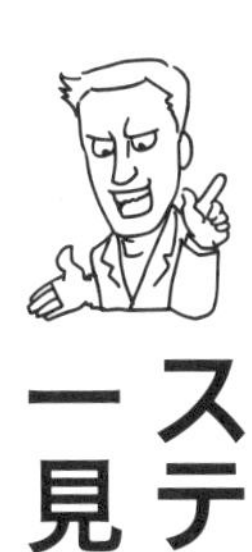

ステマ同様に一見しただけでは広告とわからない

法改正以前は、テレビCMや看板、折り込み広告などが対象となっていましたが、改正後は医療機関のウェブサイトやメールマガジン、パンフレットなども対象とされ、改正医療法の適用範囲は拡大されました。

しかし、法改正後においても、**ＳＮＳを駆使した広告展開については、法律の適用範囲として未だカバーされていない**のです。

私が**「積極的にＳＮＳを駆使して集客するクリニック」はヤバい**と断言する理由も、まさにここにあります。

今回の法改正後、美容整形クリニックによる広告展開は、より巧妙なものへと変化することになりました。

従来のようなタイアップや直接的な広告ではなく、美容系の情報配信に特化した**インフルエンサー**を起用して、その人物にクリニックによる診療を体験してもらい、そのリポートをInstagram 等のＳＮＳで発信してもらうという間接的な広告を発信するようになったのです。

インフルエンサーとなる人物は、改正医療法に抵触するような「確実に○○kgやせた！」とか「絶対にやせる！」などといった表現ではなく、あくまで自分自身が受診した感想として「私は○○kgもやせました！」という効果を**「個人の感想」**としてＳＮＳで配信するのです。

つまり、かつて問題となったステマ（＝ステルスマーケティングの略語）同様に、一見しただけでは広告だとわからないという問題があります。

そもそもＳＮＳは、現時点では改正医療法の適用を受けませんし、表現的にも「個人の感想」ですから、完全に法的には問題ないことになります。

広告主である美容整形クリニックサイドから考えても、そのメリットは大きく、従来のタイアップや広告と違ってメディアに莫大な広告費を支払う必要はなく、個人であるインフルエンサーに安価な謝礼を支払えば済み、その反響や訴求効果は従来の広告よりも大きいので、極めて費用対効果がよく、合理的な手法といえます。

これは私の予測ですが、美容整形クリニックはＳＮＳを駆使して、確実に集客を増やすことに成功していますので、今後もこの巧妙な広告戦略はどんどん過熱していくことでしょう。

その結果、**ニュータイプのトラブルが増加する**に違いありません。

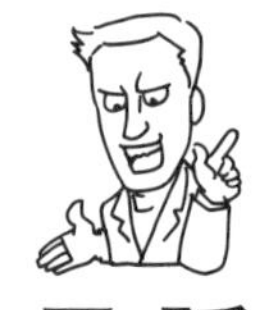

隠されたＳＮＳ広告の見抜き方

読者のみなさんの中にもInstagramやTwitter、FacebookなどのＳＮＳを利用している人は大変多いと思います。

これらのＳＮＳを利用している人は、投稿にある**「ハッシュタグ」**に注目してみてください。

まず、美容系の体験投稿においてハッシュタグに**ＰＲが使用されていれば、それは美容整形クリニックなどの依頼を受けて記載された投稿……つまり、広告記事**です。

また、ＰＲが使用されていない場合でも、診療費用の表記や施術を受けた際のリスクなどについての言及がある場合も広告であると考えて間違いないでしょう。

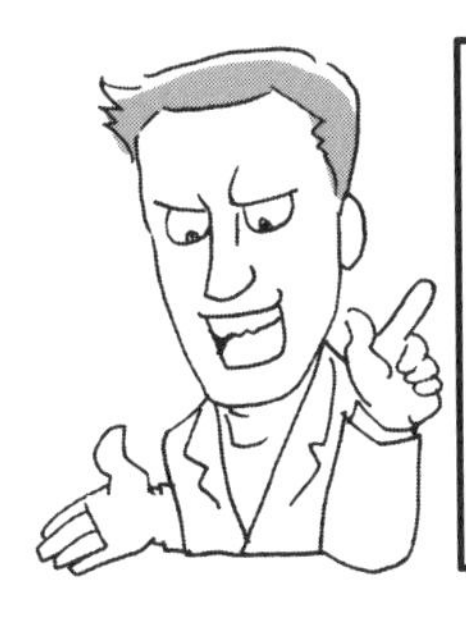

SNSの美容系投稿は
ハッシュタグに注意！
鵜呑みにするのは
危険です！
※著者個人の感想です

あっという間に
10kgもやせちゃいました！
※個人の感想です

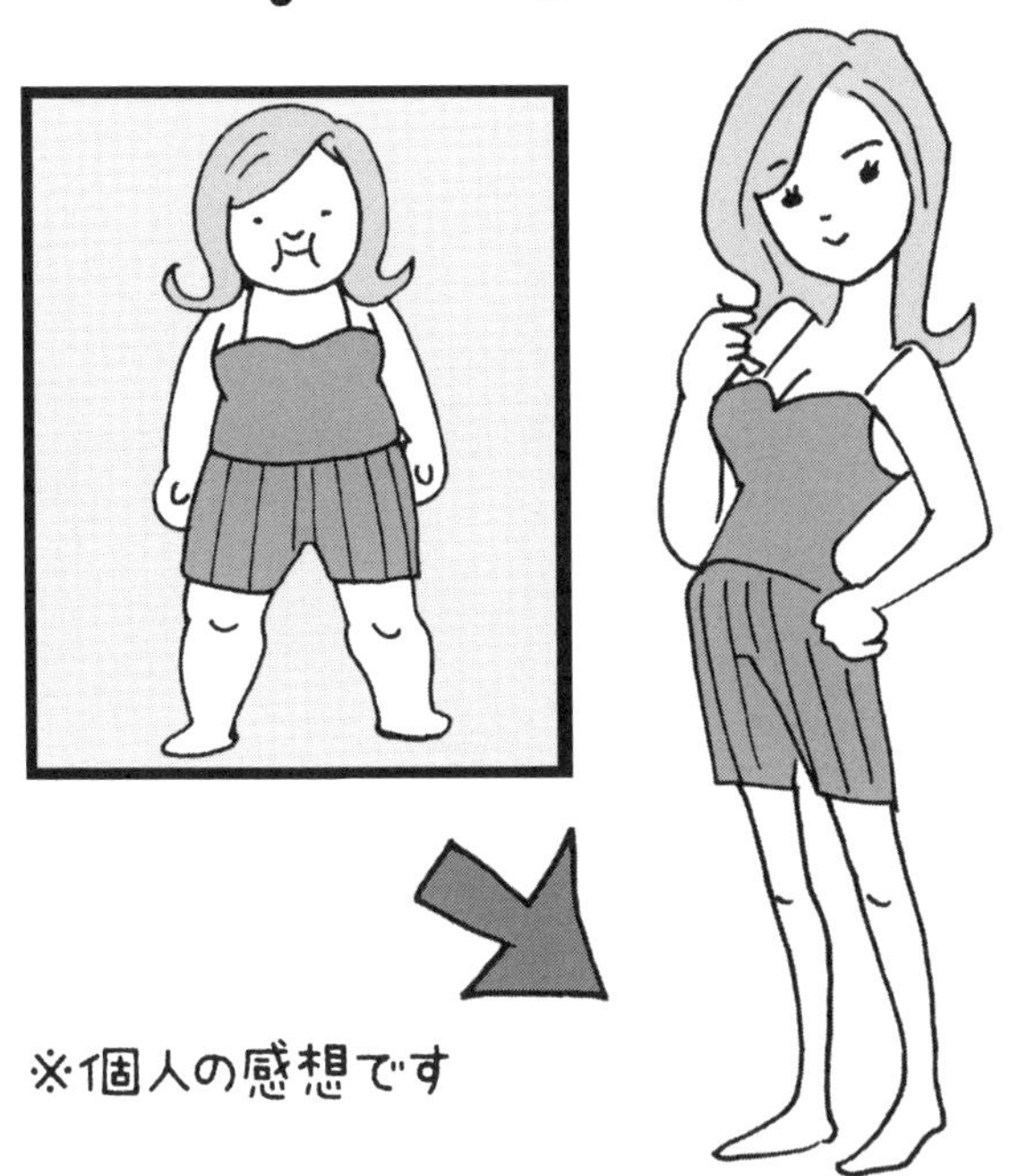

もちろん、ＳＮＳを駆使しているか否かを問わず、広告自体が悪いわけではありませんが、これらは**広告主にとって都合のよい情報だけが記載されている点を十分留意して、決してそのまま鵜呑みにしない**ことです。

情報内容をしっかりと見極めた上で、受診するか否かを判断しましょう。

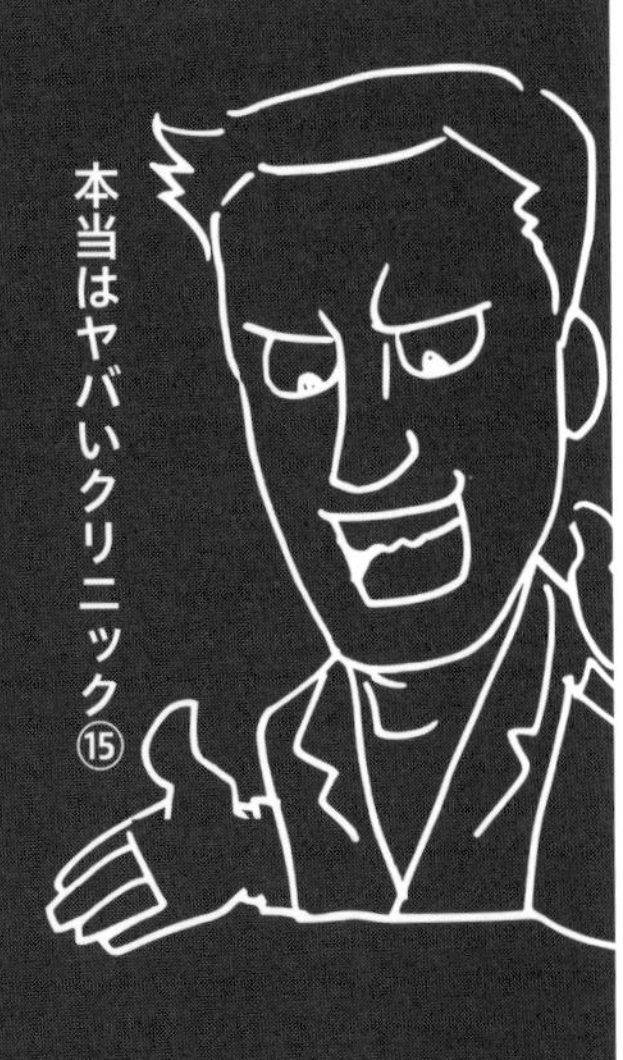

本当はヤバいクリニック⑮

都市部にあるのにオンライン診療をしているクリニック

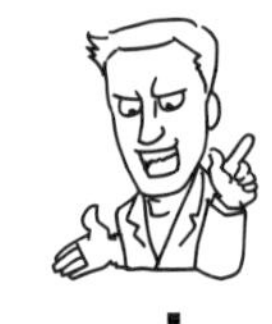

オンライン診療とは？

「オンライン診療」とは、インターネット回線を用いた通信システムによって、診療の予約、問診、診察、お薬の処方、診療代金の決済までをおこなう方法です。

2018年に診療報酬の改定がおこなわれ、「保険診療」における診療報酬上の点数評価が新設されることとなり、オンライン診療が実施されることになりました。

現状では、原則的に「対面診療」と組み合わせることが前提条件となっていますが、このオンライン診療が実現したことで、パソコンやスマートフォンに搭載されているビデオ通話システムを用いて、**医師と患者が互いに離れた場所にいても、リアルタイムのコミュニケーションをとることが可能になった**のです。

前述のとおり、対面診療を組み合わせることのほか、いくつか有効性や安全性への配慮として一定の要件を満たさなければならない縛りはあるものの、自宅が医療機関から遠隔地にあったり、症状によって通院が難しい場合であっても、医師の診療を受けることが可能になったわけですので、非常に素晴らしいシステムであるといえます。

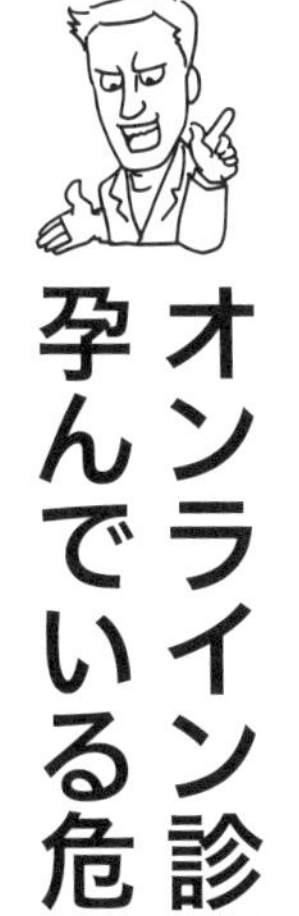

オンライン診療が孕んでいる危険性

とはいえ、まだ新設されたばかりのオンライン診療ですので、正直そのシステムには不備や不安点が残されているといわざるを得ません。

日本の医療制度は、2年に一度のスパンで大幅な改正、見直しが行われるのが習わしですから、今後はさらにオンライン診療を実施するためのハードルは引き下げられていくことでしょう。

オンライン診療を実施するためのハードルが引き下げられる毎に、気軽に受診しやすく、便利になっていくはずですが、同時にさまざまな問題も起こると思います。

具体的には、私は次のようなトラブルが引き起こされると予測しています。

トラブル予測①　なりすましドクター問題

インターネット回線を通して、患者さんを診察しているのは、**実は医師ではなかった……**という問題は、今後必ず起こるトラブルだと思います。ドクターになりすました無資格の第三者によって、みなさんの健康が左右されるのは大変危険です。

現在、オンライン診療に対応している企業サイドは最大限の対策を講じているはずですが、将来的には必ず引き起こされるトラブルだと予測します。

トラブル予測②　なりすまし患者問題

医師だけではなく、患者のなりすましも必ず起こるはずです。スマートフォンのロックの解除さえできていて、保険証が手元にあれば、他人のスマホを操って、なりすましの第三者が薬を処方してもらうのは簡単にできそうです。**怪しいビジネスにも流用できそう**ですし、非常に危険性のあるトラブルといえそうです。

トラブル予測③　自由診療増加問題

本来であれば、オンライン診療は医療機関まで遠い遠隔地の居住者や通院の難しい高齢者などの患者がその利便性を享受されるべきシステムですが、**すでに現在でも、保険適用外で高額な自由診療の薬を売りつける行為に利用されている**傾向があります。

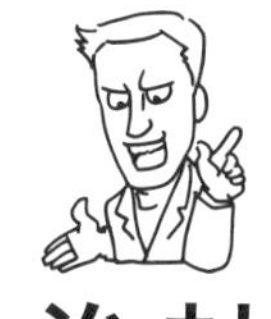

対面診療を受けるのが治療の原則

トラブル予測③は、すでに現実のものとなっています。

みなさんは、オンライン診療のシステムにおいて、どんな内容の診療が多くなされていると思いますか？

その答えは、**「ED（勃起不全）治療」**や**「AGA（薄毛や抜け毛）治療」**、**「禁煙外来」**などです。

そのうち、禁煙外来は保険が適用される保険診療ですが、ＥＤ治療とＡＧＡ治療は、保険適用外の自由診療です。ＥＤ治療とＡＧＡ治療は、

『受診するのが恥ずかしい……』

と感じる人も多く、通常の外来を避けたいという観点からオンライン診療が選ばれるようですが、保険適用外の高額な自由診療の薬の売買につながっている感があることは否めません。

くり返しになりますが、**オンライン診療システムの導入は、決して自由診療業界を潤わせるためではない**のです。

読者のみなさんは、オンライン診療を安易に選択した結果、営利目的といわざるを得ないような自由診療上の取引に誘導されないよう、ご注意ください。

ましてや、**通院するに至便なはずの都市部にあるクリニックがオンライン診療をおこなっているケースは特に注意が必要**です。

『対面では恥ずかしい……』

『通院するのが面倒くさい！』

オンライン診療は、
自由診療業界を
潤わせるために
始まったんじゃない！

いいお薬がありますよ～♪（クレジット決済だし、
高い薬が売りやすいなあ～）

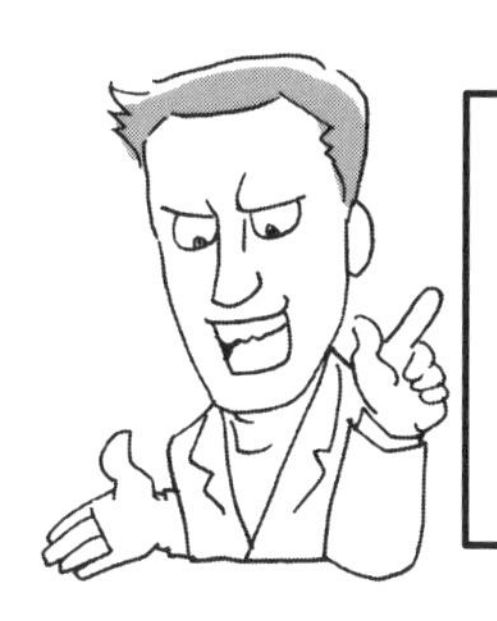

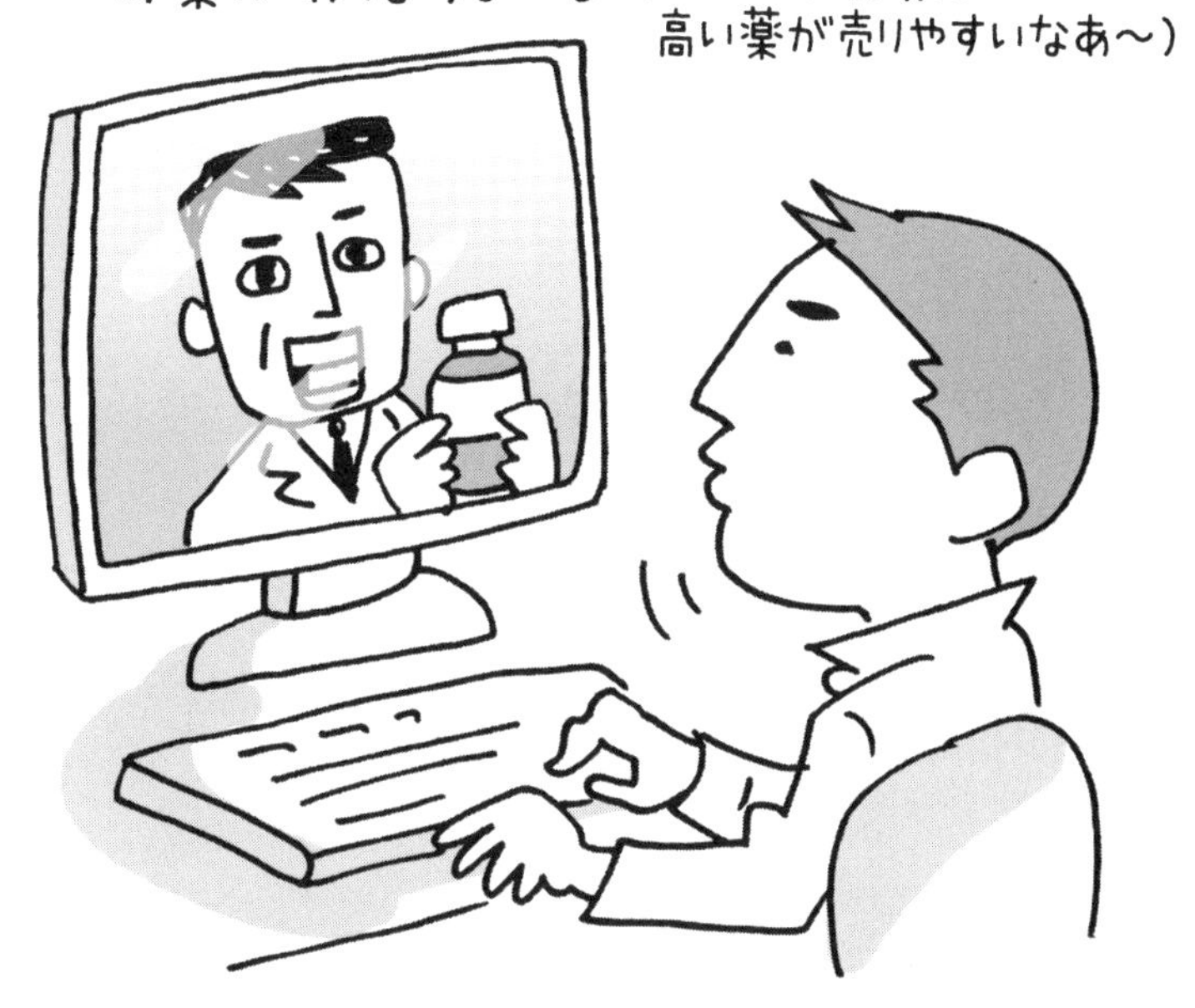

『待ち時間なく診察してもらえるから便利だ』

そんな安易なメリットに惑わされず、なるべく医師と面と向かって話し、実際に体を診てもらう対面診療を極力受けるようにしましょう。

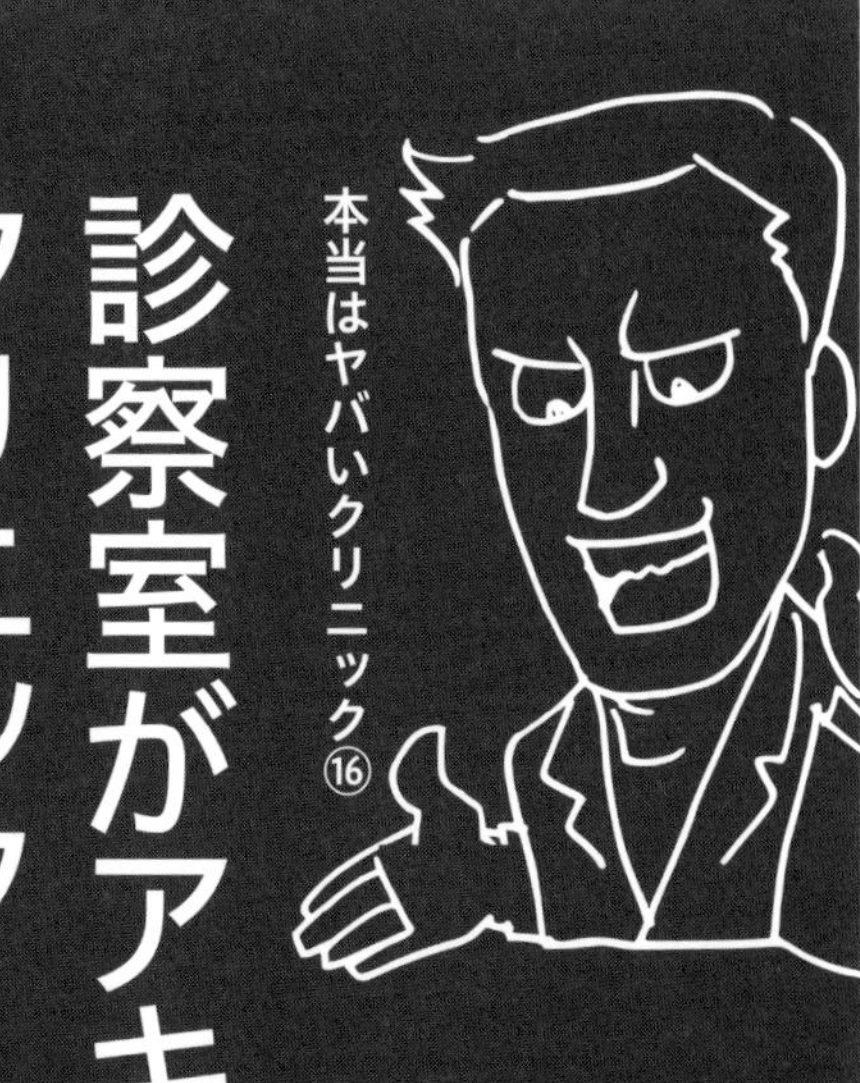

本当はヤバいクリニック⑯

診察室がアキバ化しているクリニック

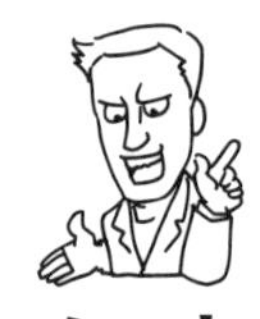

高額なパソコン関連費用がクリニックの経営を圧迫する

最近では目にすることが少なくなりましたが、少し前までは、診察室内に複数台のパソコンが散乱していて、まるで秋葉原のパーツショップのような環境で診療行為をおこなっているドクターをよく見かけたものです。

このように**診察室がアキバ化しているクリニックは、はっきりいってヤバい**です。

診察室にパソコンが散乱してしまう理由は、単純にドクターがパソコン・オタクであるケースもありますが、私がアキバ化しているクリニックがヤバいと断言する理由は他にあります。

一般の家庭とは異なり、医療現場で使用されているパソコンには高い専門性が求められるため、高額な端末が多く、ときには数百万円するものも少なくありません。

また、パソコン自体は一般的なものである場合であっても、特殊な専用ソフトやライセンス、さまざまな周辺機器などを専門メーカーから非常に高額な値段で一括購入せざるを得ないこともあります。

近年のクリニックでは、このようにパソコン環境の整備に多大な費用がかかってしまうことで経営が圧迫されるケースが珍しくないのです。

そんな事情から、パソコンに精通している医師であれば、専門のメーカーや業者に頼ることなく、自力でその環境を整え、ときには独自のプログラムを開発することで経費を抑える自助努力に励むことになります。

クリニックの収入源である診療報酬が削減されている現状のなか、ドクター自身の知識と裁量によって、少しでも**パソコン環境にかかる経費を抑えようとする努力はもちろん立派なことですが、皮肉なことにこの手の医院は患者の減少化に陥りがちです。**

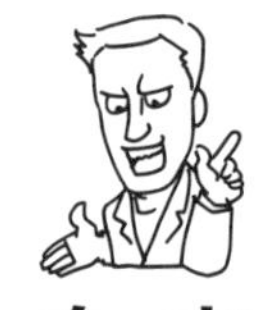

患者よりもパソコンに向き合うドクター

診察室がアキバ化すると受診する患者が減少してしまう理由は、ドクターが**診療行為よりもパソコン環境の整備に忙しくなってしまう**からに他なりません。

読者のみなさんの中にもパソコンをよく利用する方は多いと思いますが、パソコンやウェブの世界は進化のスピードがとても速いものです。

専門性を必要とする医療の現場ではなおのことで、診療に適したパソコン環境を維持するのは非常に大変で、ときには診察中にプログラムの設定変更の必要を迫られてしまうことすらあります。

そのため、**医師がパソコン環境の整備と管理に力を注ぐに従い、当然患者様よりもパソコンと向き合う時間が多くなってしまう**のです。

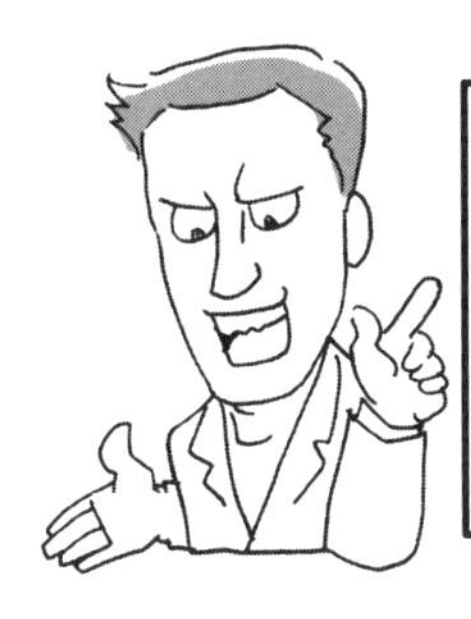

**医師は
パソコンよりも
患者さんに
向き合うべきでは？**

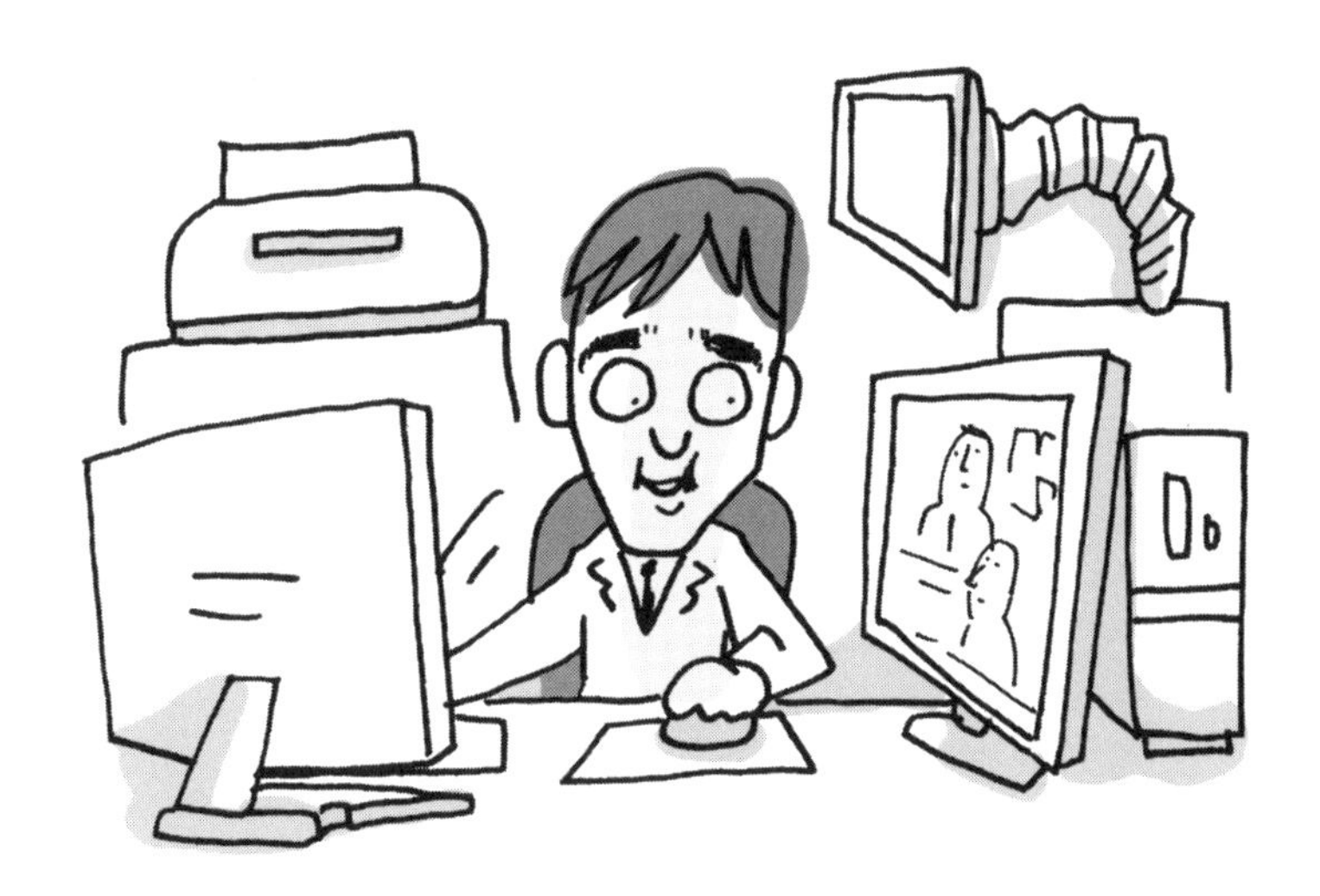

『この先生は、私よりもパソコンのほうばかり見ている』

次第に多くの患者さんがそんな心境にかられるようになり、徐々に受診する人が減少していってしまいます。

診察が疎かになってしまうのであれば、「餅は餅屋」という言葉があるとおり、パソコン環境の整備・管理には、外部のシステムサポートを頼るべきでしょう。

あくまで患者さんは、**医師としての腕**だけを求めてクリニックを選ぶものですから。

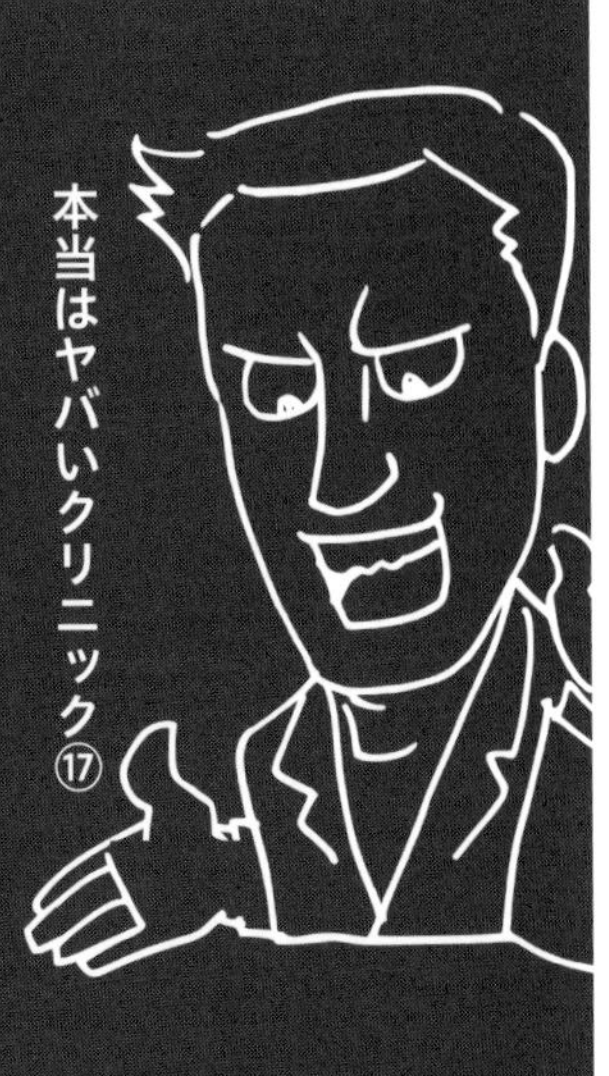

本当はヤバいクリニック⑰

薬局から処方薬の問い合わせが多いクリニック

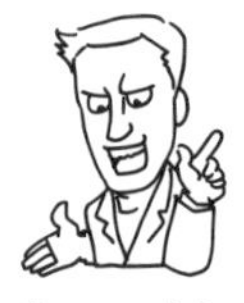

薬の飲み合わせによる危険を知らないドクターもいる

診療後、クリニックのドクターに出してもらった処方箋を、調剤薬局の薬剤師さんに渡すシーンを思い浮かべてください。

その薬剤師さんがしばし処方箋を見つめたあと、おもむろに受話器を手にとり、みなさんが診療を受けたクリニックに**電話をして、何やら確認をしている**シーンに出くわしたことはないでしょうか。

『きっとわからないことを医師に確認しているのだろう……』

『なんて慎重で、丁寧な薬局なんだ！』

そんなふうに感じてしまうかもしれませんが、現実はまったく違います。

薬に関するスペシャリストは、医師だけではなく、むしろ薬剤師の方が秀でている場合も多いのです。

もちろん、ドクターも薬に関する勉強はしているのですが、その専門的知識の豊富さにおいては薬剤師にはかないません。

例を挙げると、医師はそれぞれの薬の効果については把握していても専門用語で**「併用禁忌」**と呼ばれる**薬の飲み合わせ**については熟知していない人が少なくないのです。

併用禁忌とは、たとえばA薬とB薬というふたつの薬剤がそれぞれ患者さんにとって有効な効果を発揮する薬であっても、一緒に飲み合わせてしまうとマイナスの副作用を引き起こしてしまう危険があることを示すものです。

併用禁忌による副作用は、ときには命の危険を及ぼす重篤なものとなることもあり、本来であれば処方する医師は完全に把握していなければなりません。

しかし、併用禁忌に関する最新の情報は次々と更新されていますので、診療に追われる日々を過ごしていて**多忙であるドクターが、そのすべての情報を把握するのは難しい**というのが現実なのだと思います。

その証拠になることだと思いますが、医療機器のシステムを納品する際には、

「電子カルテに薬の情報を入力するときに、もし併用禁忌となる場合にはアラートが出るように設定しておいてほしい」

という類の要望をする医師は大変多いのです。

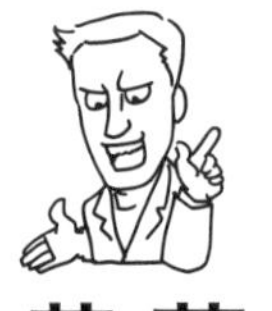

薬剤師によるドクターへの問い合わせは黄色信号

併用禁忌に関する情報が機能せず、薬が誤投与されてしまう事例は後を絶ちません。

本来、患者さんの命と健康を守る医療機関や保険薬局においては、随時更新される併用禁忌情報には、常時目を光らせておかなければならないはずなのです。

そのためには決して受動的な体制ではなく、自発的にチェックを重ねていく姿勢が何より重要になるでしょう。

もし、薬剤師がクリニックに問い合わせている現場を目撃したら、

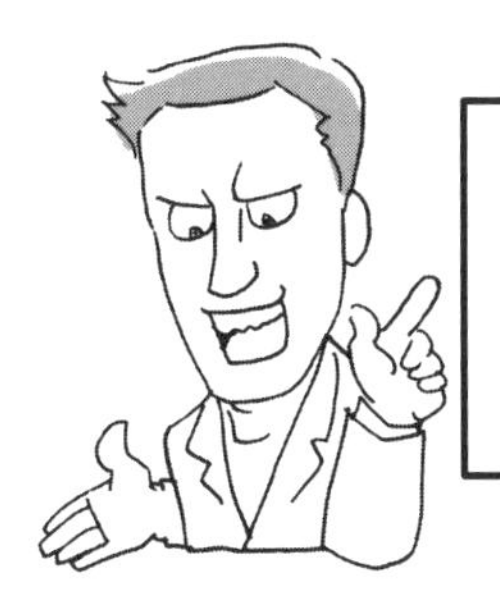

**薬剤師からの
問い合わせが多い
ドクターはヤバい！**

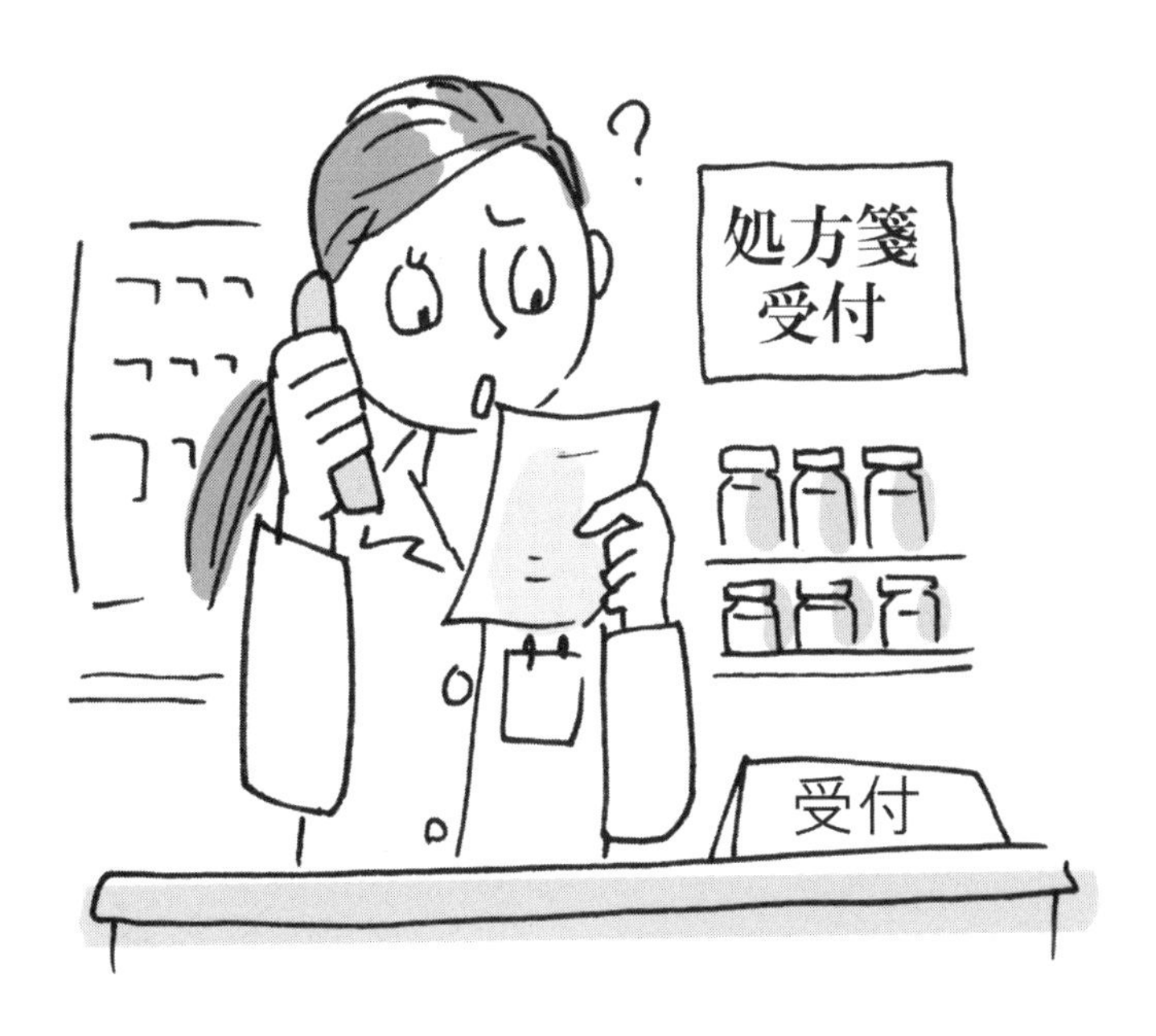

『あのクリニックのドクターは、薬のことがよくわかっていないのかも……』と疑ってみるべきかもしれません。

少なくとも、頻繁に同種の問い合わせがあるクリニックはヤバいということはいえるでしょう。

本当はヤバいクリニック⑱

医療機器の老朽化が進んでいるクリニック

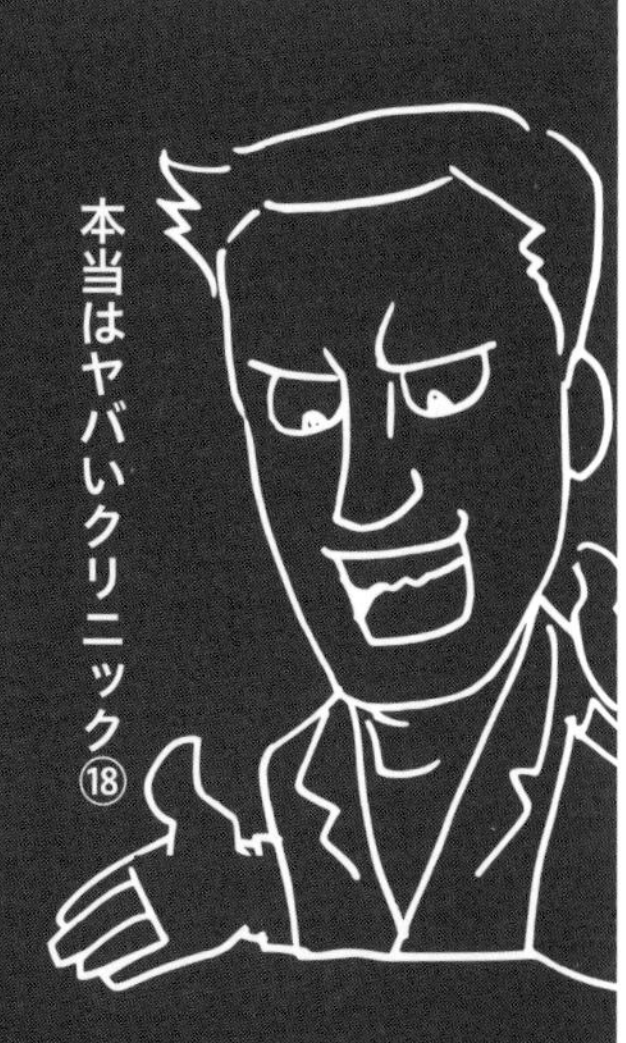

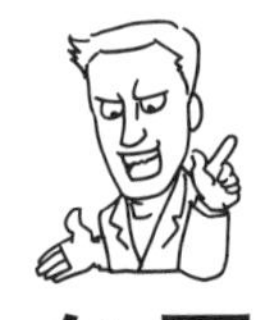

医療機器の老朽化が進んでいるクリニックは多い

医療コーディネーターという職業柄、私はクリニックで使用されている医療機器の点検現場にも立ち会うことがよくあります。

医療機器に関しては専門知識を持ち合わせていませんが、素人である私の目でも一見して、

『このクリニックの医療機器は、普段から点検や修理がされていない……。しかも、古過ぎる！　こんな老朽化した設備では、正確な診断結果など出るはずないのでは？』

そんな疑いを持ってしまうクリニックは、決して少なくありません。

アメリカ、中国に続く世界第3位の経済大国であり、モノづくりが得意ともいわれている我が国ですが、実は医療機器の世界では、まだまだ開発の遅れが目立ちます。

実際、多くの医療機関で使用されている医療機器はたいていが海外メーカーで製造されている輸入品で、お値段も非常に高額なものばかり。

特に高いものだと、1台数千万円もするシステム機器もあります。

通常であれば、医療機器の買い替えサイクルはだいたい5年程度とされていて、時期が来ると各メーカーから新製品の案内が送られてくるものです。

しかし、医療業界も世知辛い世の中ですから、5年周期で設備をきちんと買い替えている医療機関はむしろ稀で、**同じ設備を10年以上使い続けているクリニックはザラにある**というのが現状なのです。

古い医療機器はセキュリティ面でも問題がある

使用している医療機器設備の老朽化が進んでいる場合、当然その検査精度の低下が直接的かつ最大の問題となりますが、セキュリティ面のリスクも高くなります。

高度な医療機器とは、IT機器そのものでもあるため、**施されているセキュリティ対策が古くなることで、マルウェア（いわゆるコンピュータウィルス）等の侵入を許してしまい、感染してしまう危険が増大する**のです。

医療機器は、多くの患者さんを検査して、その検査結果という重大な情報を蓄積していくシステムですので、各医療機関にはハードの劣化やソフトの脆弱性が進行しないように心がけてほしいものです。

素人である私の目でも、一目して古いと感じる医療機器はたくさん存在しています。

その老朽度は、みなさんの目においても十分判別できるものです。

医療機器の老朽化が進んでいるクリニックは確実にヤバいので、ぜひ診療を受ける際には注意してみてください。

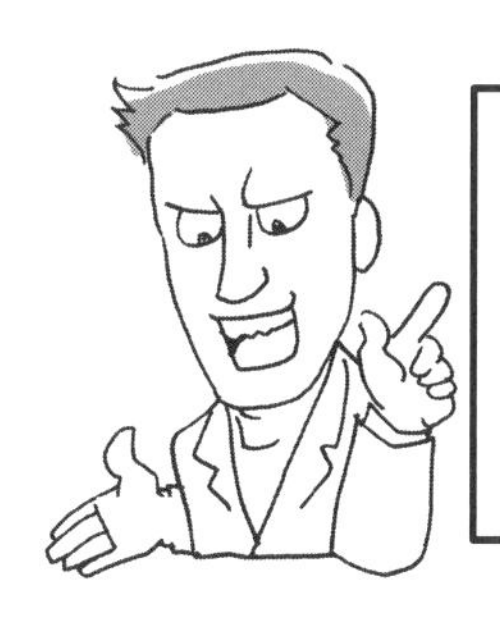

**一見して古いと
わかる医療機器を
使い続けている
クリニックはヤバい！**

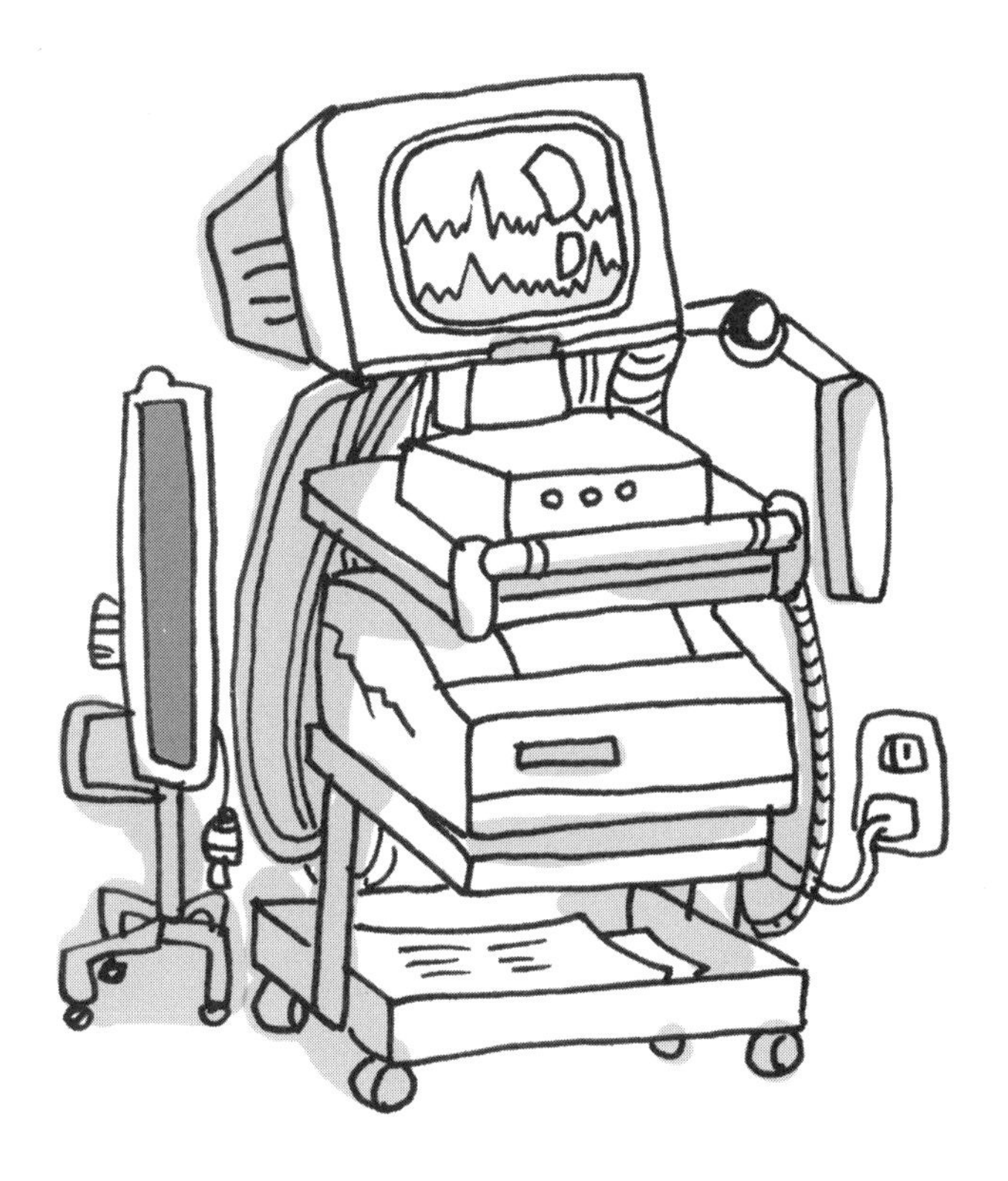

本当はヤバいクリニック⑲

コンタクトの処方がメインの眼科クリニック

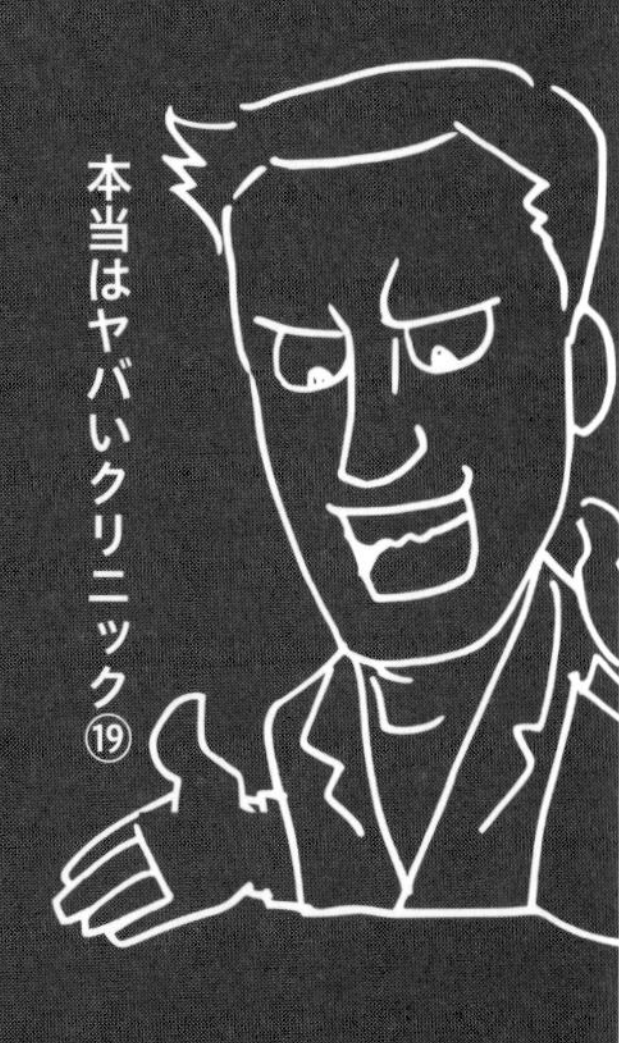

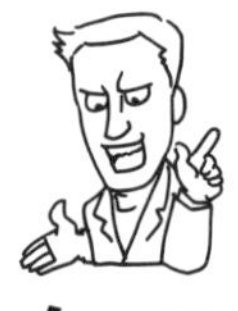

コンタクトレンズ業界のタブーをお話しします

コンタクトレンズは、とても大きな利益を得られる商品です。

その理由は、原価率の低さに他なりません。

使い捨てコンタクトレンズは、使用できる期間が1日間、2週間、1カ月間などとさまざまですが、価格は片目用1パックで2000円前後から数千円あたりが相場だと思います。

実は医療業界において、コンタクトレンズの原価を明らかにすることはタブー視されている傾向にあるため、ご存じの方は非常に少ないと思いますが、その原価はなんと**数十円**に過ぎないのです。

販売価格に比べると、この原価はタダのようなものでしょう。

コンタクトレンズはデリケートな組織である眼球に直接被せるものですので、その取り扱いには大変な注意が必要となり、医師が取り扱う医療器具とされています。

そのため、本来であれば、患者さんは眼科医による診察をしっかり受けた上で、適宜処方されなければならないはずです。

しかし、その現状は理想とはかなりかけ離れているといわざるを得ません。

眼科を受診する患者さんの多くは、主に視力低下の症状を抱えていらっしゃいますが、その原因は実にさまざまです。

つまり、**視力が低下しているからといって、安易にコンタクトレンズが処方されるべきではない**のです。

簡単にいえば、単なる視力の低下であれば、コンタクトレンズや眼鏡の使用、また、レーシック手術などを勧められるわけですが、もしも何らかの病的な原因から引き起こされている症状であれば、まずは病気の治療が優先されるべきです。

しかし、一部の眼科クリニックの中では、検査が形骸化してしまい、目の病気の治療が目的ではなく、コンタクトレンズを処方することがメインになってしまっている病院が残念ながらあるのです。

そのようなクリニックでは、よほどの理由がない限り、ほとんどすべての患者にコンタクトレンズの使用を勧め、購入を促すようなシステムになっています。

眼科とコンタクトレンズショップの怪しい関係

みなさんは、都心部のターミナル駅周辺などで、コンタクトレンズの割引券を配布しているシーンを見かけたことはないでしょうか。

そんなシーンを見かけたら、駅の周囲をよく観察してみてください。

きっと、コンタクトレンズのショップと眼科が、隣り合わせるような感じで営業しているところを発見できると思います。

これは、コンタクトレンズのメーカーがショップを出店する前に、手ごろな眼科を探し

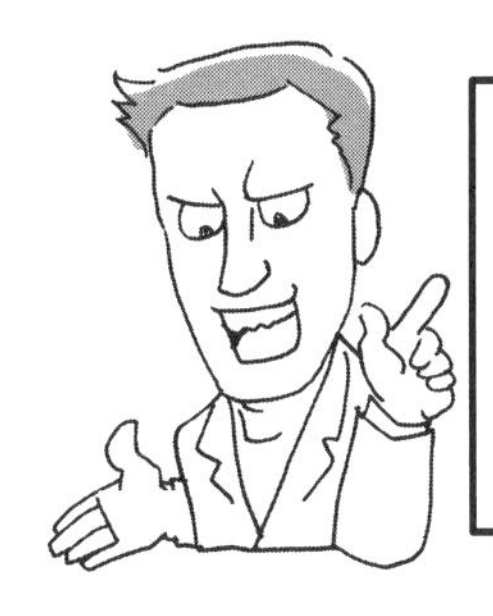

視力が低下する原因は人それぞれ。なんでもかんでもコンタクトを勧める医者はヤバい！

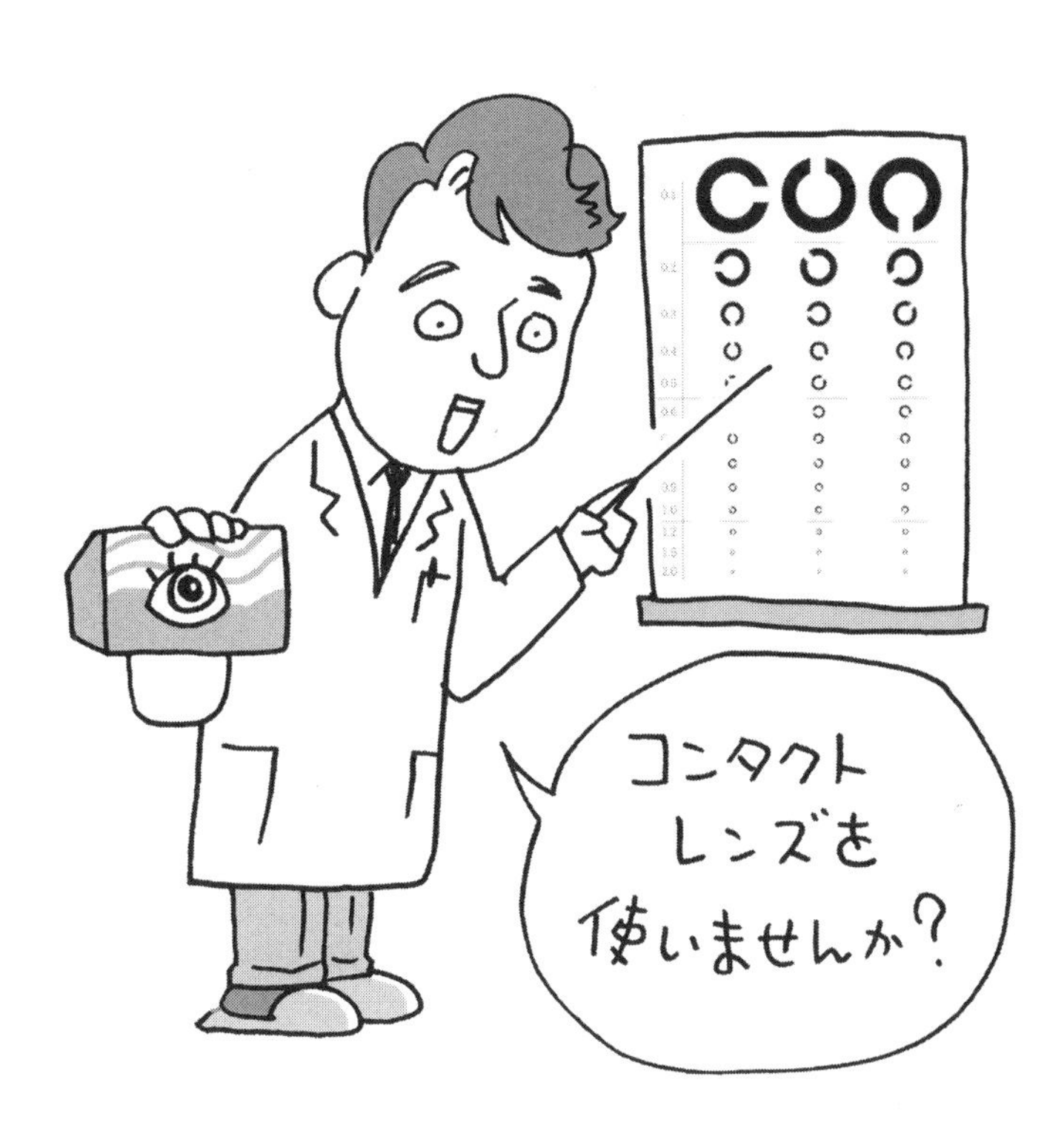

出して、その近隣にショップをオープンすることで生まれる状況です。

もちろん、表向きには眼科とコンタクトレンズのショップは別々の独立した経営なのですが、**結果的には結託しているようなビジネスをおこなっている**のです。

このように目の治療が目的ではなく、あくまでコンタクトレンズの処方がメインとなっているクリニックの眼科医は、はっきりいって質の悪い診療しかできないヤバい医者です。

実際、患者さんのトラブルが頻発しているのです。

なんでもかんでもコンタクトレンズを勧めてくるドクターは要注意です。

逆に、しっかりと目の状態を確認し、状態が悪ければ点眼薬等による治療をきちんとおこなうドクターであれば安心できます。

目は、非常にデリケートな組織です。

安さや手軽さに惹かれて、安易にコンタクトレンズを使用するのではなく、多少お金や時間がかかっても、しっかりとしたドクターの診察を受けた上で判断するようにしましょう。

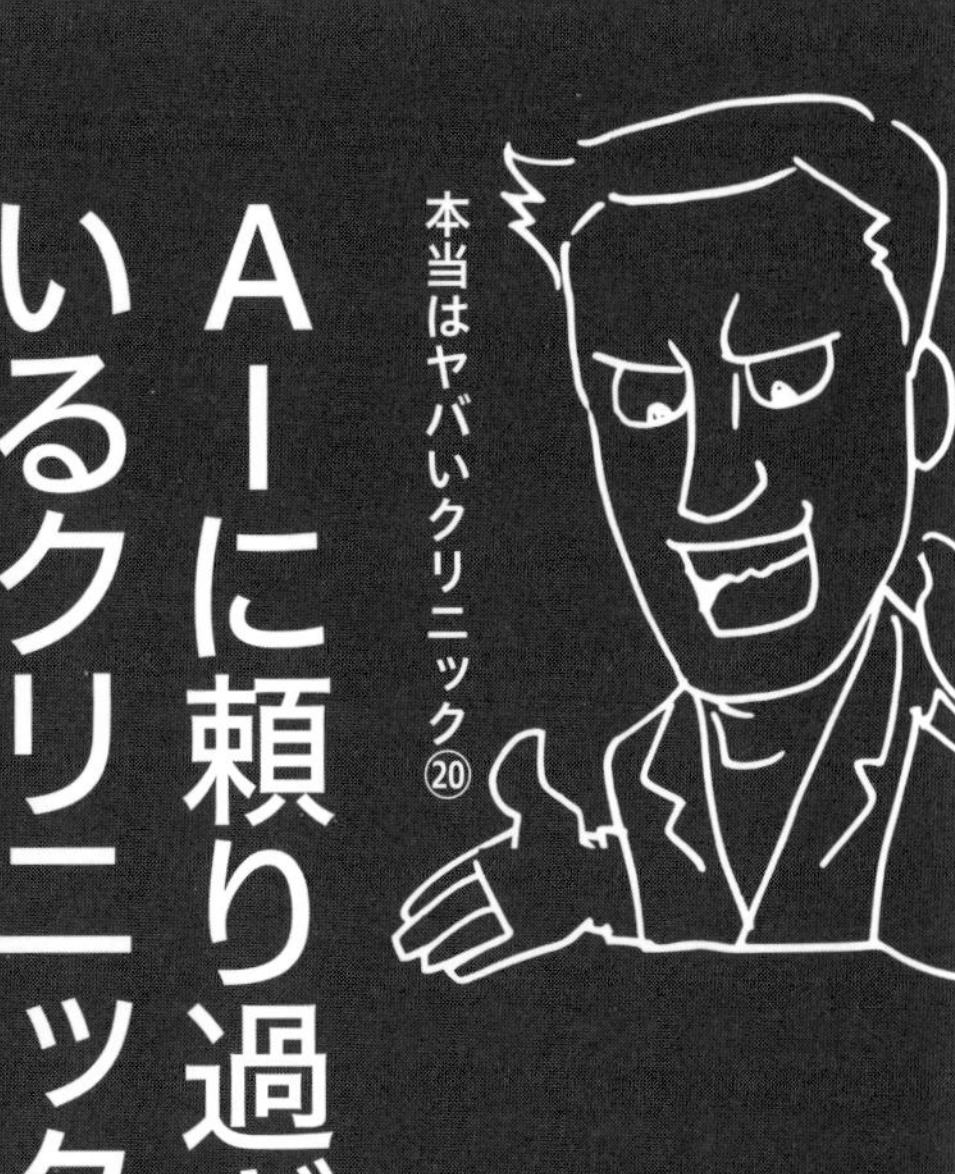

本当はヤバいクリニック⑳

AIに頼り過ぎるドクターのいるクリニック

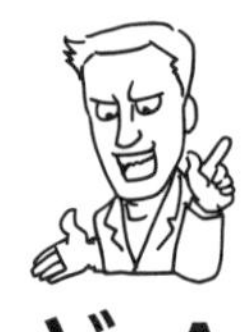

AIは医療業界にもどんどん導入されている

「AI（人工知能）」という言葉をよく耳にするようになりました。

私たちの家庭にもAIは進出していて、それは多くの家電製品にも搭載されるようになっています。

医療業界も例に漏れず、さまざまなところにAIが導入されています。

旧来は「AI＋医療」という関係性でしたが、現在では「AI×医療」というスタンスに移行してきて、相乗効果を生み出すようにその進化スピードは加速しています。

実際、私自身が見聞きしてきた経験でも、毎年たった1年間のスパンで未知の領域の斬新なシステムが次々と発表され、テクノロジーの進歩は目覚ましいものです。

もちろん、従来の常識を覆すようなイノベーションは歓迎すべきものですが、技術が進化するに従って医師のスタンスが様変わりしつつあるのも事実です。

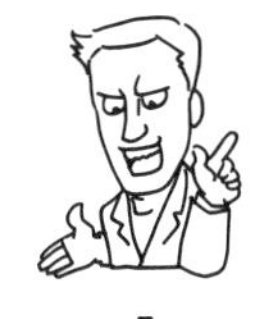

ＡＩブームの変遷

ＡＩという言葉が誕生したのは、１９５６年にアメリカのダートマス大学で開催された「ダートマス会議」のことでした。

この会議の開催から、「人工知能」という学術研究の分野がスタートしたそうです。

ダートマス会議から１９６０年代にかけては「第１次ＡＩブーム」と呼ばれますが、この時期に登場したＡＩは、主に「考えるスピードが速い人工知能」でした。

具体的には、定理の証明やチェスを指すことができるＡＩが登場しました。

続く「第2次ＡＩブーム」は、１９８０〜９０年代にかけて起こります。

この時代に登場したAIは、知識ベースで働けるもので、有機化合物の特定や音声認識などが可能となり、いわば「物知りな人工知能」といったものでした。

AIが医療診断に活用されるようになったのも、この頃のことです。

そして、2000年代から現在にかけて「第3次AIブーム」が起こります。

インターネット環境の進化と浸透によって、膨大なウェブデータから収集された「ビッグデータ」の活用が可能となり、**「ディープラーニング」**と呼ばれるコンピューター自身による学習機能によって、そのデータの深層に存在するさまざまな特徴を分析し、より正確な結果を導き出すことができるようになりました。

また、計算機としてのコンピューター性能の大幅な向上によって、著しく効率化も進みました。

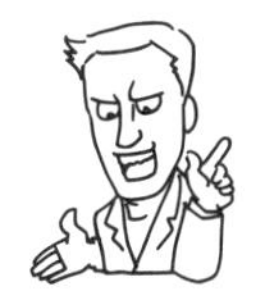

ＡＩが瞬時に病名を診断するシステムが生まれつつある

医療の分野に限ってみても、ＡＩの登場による進歩には目覚ましいものがあります。

たとえば、レントゲン画像の読影による診断についてです。

現在の医療現場では、慢性的にレントゲン画像を読影できる医師が不足しているため、電子カルテにＡＩを搭載することで、**レントゲン画像を撮影すると同時にＡＩによる読影をおこない、瞬時に病名を診断するシステム**が構築されつつあります。

その処理スピードは、人間とは比較にならないほど速いものです。

また、多くの患者を抱えて、毎日仕事に追われ続けている医師の中には、疲労を蓄積している人も少なくありません。

ドクターも人間ですから、疲労がたまればレントゲン画像の読影ミスや見落としなどによる医療事故が起こることも否定できません。

しかしＡＩならば、24時間稼働し続けても疲労は皆無ですから、そのような人為的な医療事故を大幅に減らすことが可能なのです。

それどころか、**数多くの診断を重ねれば重ねるほど、ＡＩによる病変の認識率の精度はどんどん向上するので、使うほどに短時間で効率的な効果を上げる**ことにも繋がります。

海外においては、あらかじめ膨大なレントゲン画像を読み込ませておき、使用前からディープラーニングによる学習をさせているため、最初から非常に精度の高い読影と診断を可能にするシステムの構築に成功しています。

このようなＡＩの活用によって、診療時の医師のスタンスは、**ＡＩが一次的に結果を集計して叩き出した診断結果を、医師が二次的に時間をかけて最終診断する**スタイルに変容してくるのではないでしょうか。

実際、現在のクリニックでは、電子カルテの諸事項の入力完了後、瞬時にAIがいくつかの病名候補を叩き出すことで、最終的な病名診断までの効率化を図っているドクターが増加しています。

また、某電子カルテシステムにおいては、日本マイクロソフト株式会社と協力して、プラットホームの「Microsoft Azure」を基盤とした電子カルテをつくり、その記載情報からAIが必要な情報のみを抽出・構造化する言語処理エンジンの開発も進められているそうです。

AIなしでは診療できないドクター

医師とは、何より経験がものをいう職業です。

特に経験の少ない若い医師は、病名などの診断結果を下す判断時には、常に迷いがつきまとうものです。

そのため、蓄積されたビッグデータをＡＩが処理することで、効率的に正確な診断結果を叩き出すシステムを多くの医師が欲する気持ちはとてもよく理解できます。

実際、ＡＩが搭載された医療システムが構築されることは、大変よいことでしょう。

しかし、私がひとつ懸念するのは、ＡＩに頼り過ぎるドクターが増えることで、多くの医師の経験値が低下してしまい、

『もうＡＩなしでは診療できない！』


という人が増えてしまうかもしれないということです。

たとえば、ある患者さんに対してＡＩが「60％の確率で肺がんである」という診断結果を叩き出した場合に、ドクターがその裏付けとなる診療をしっかりおこなえるかという問題があります。

ＡＩに頼り過ぎると、
こんなドクター
ばかりになるかも…

ウチのAIがそういっているので肺がんですね。
60%のカクリツデ
肺ガンデス
え〜

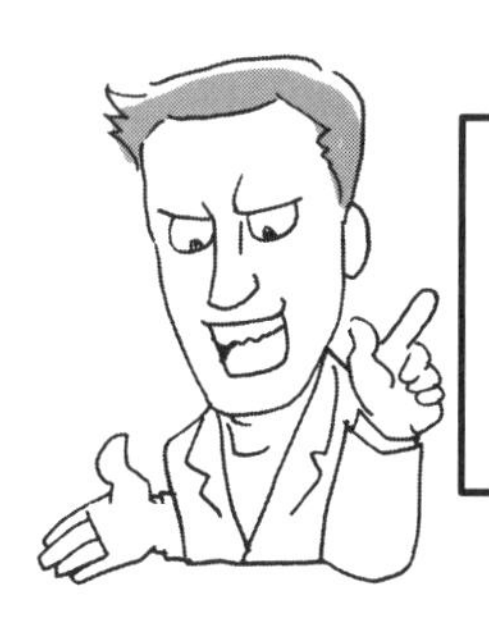

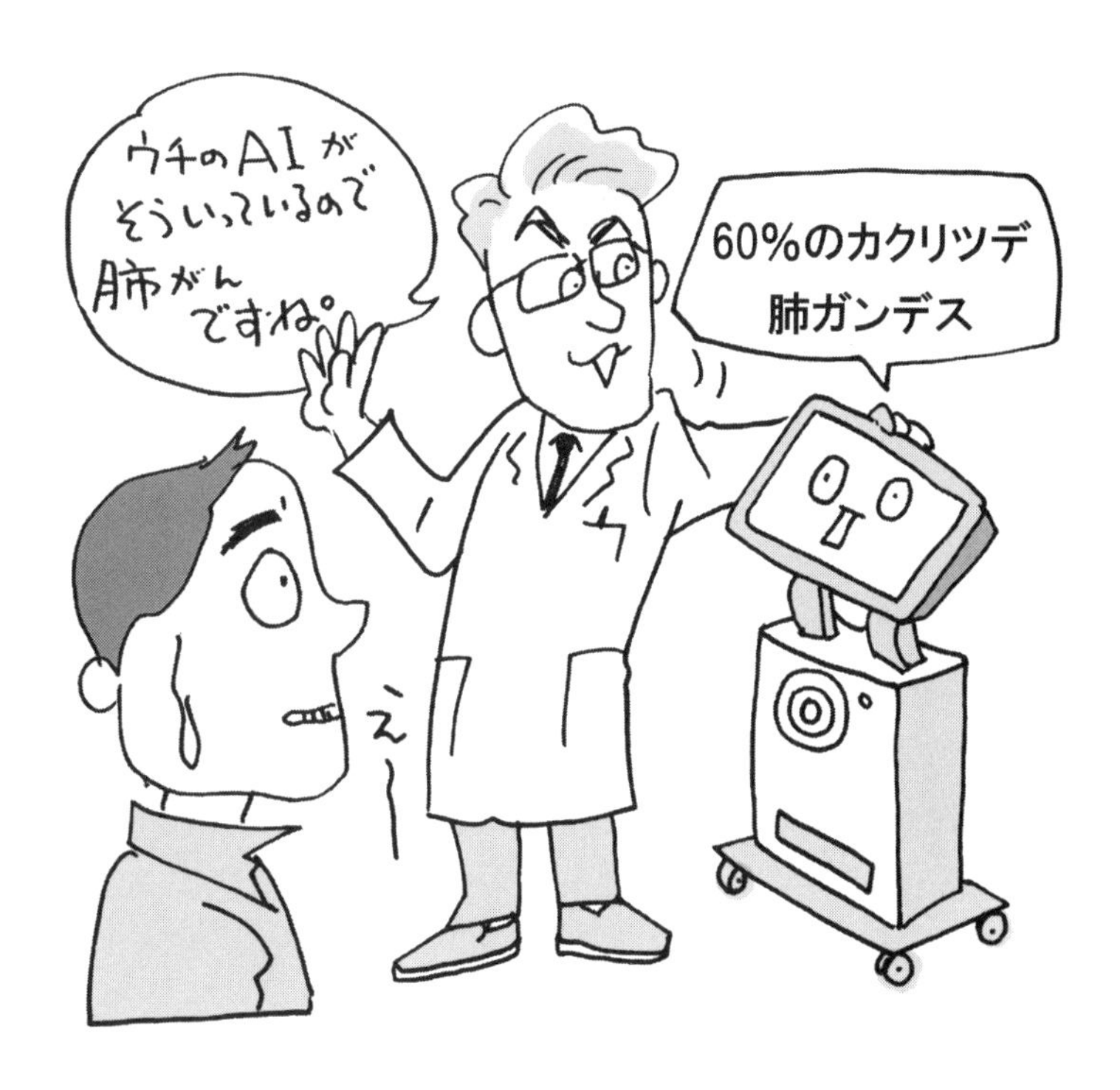

「60％の確率で肺がんである」という診断結果は、同時に「40％の確率で肺がん以外の病気を患っている」可能性も併せ持っているわけですから、**最終的に病名を確定させるためには人間である医師の力が必要不可欠**です。

それは、たとえ「95％の確率で肺がんである」としても、残りの5％を考える上で必要なものではないでしょうか。

医師という職業は、人の命と健康を守る聖職です。

ＡＩの技術の進歩に反比例するように、医師力が低下してしまうような本末転倒は許されません。

医療現場において、ＡＩをどのように円滑に、正確に活用していくのか……これは、今後も議論されるべき重要な問題です。

くれぐれも、ＡＩに頼り過ぎるヤバい医者が生まれないことを祈ります。

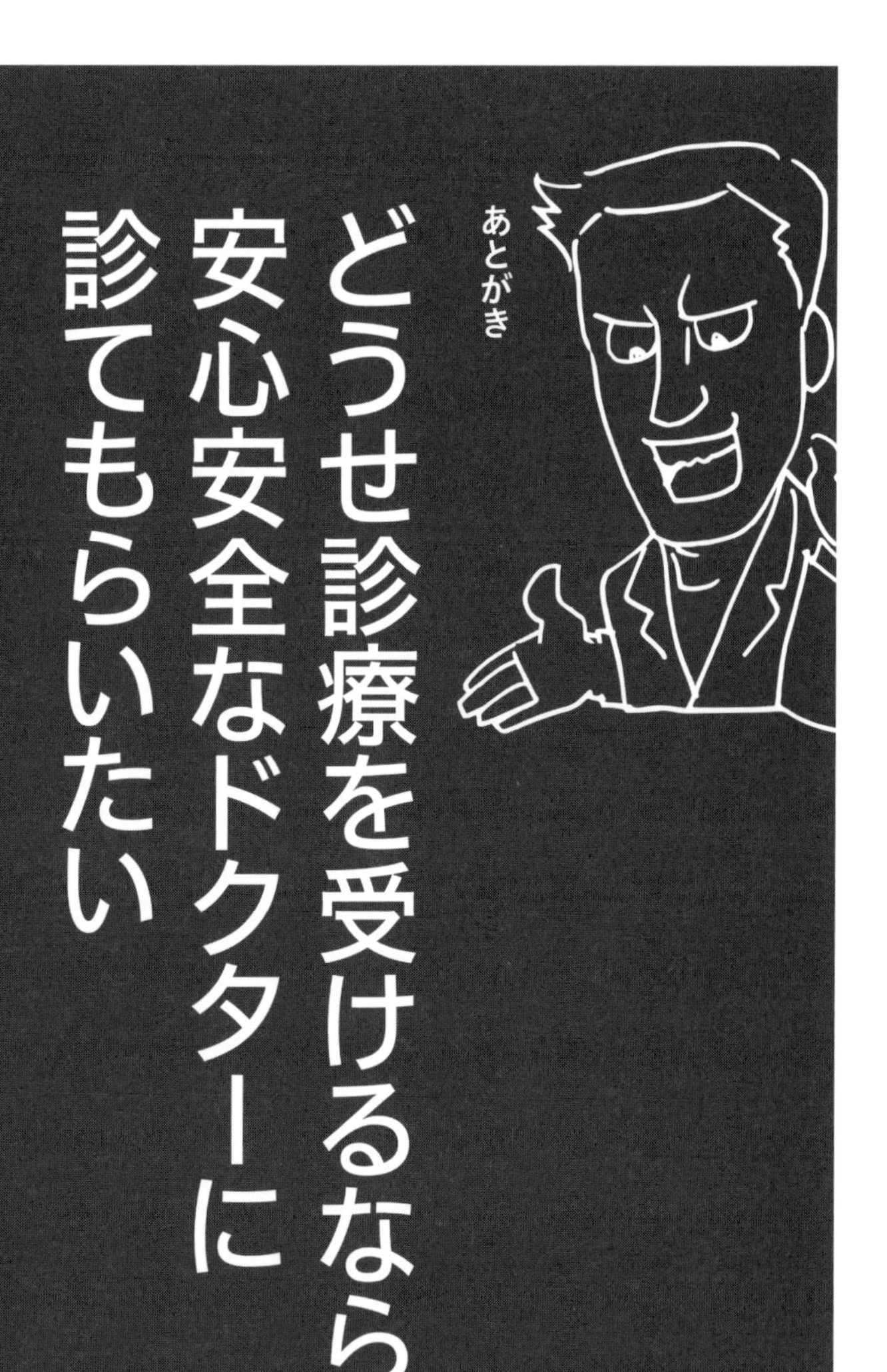

あとがき

どうせ診療を受けるなら安心安全なドクターに診てもらいたい

いかがでしたでしょうか？

これまで私が医療コーディネーターとして、また一患者として見聞きしてきた、ヤバい医者の20のエピソードをお話ししてきました。

簡単にいえば、本書は「ヤバい医者あるある」かもしれません。

しかし、このあるあるは読んで驚いたり、笑ったりして忘れ去られるものではなく、きっと脳裏に「ヤバい医者の見分け方」として記憶に刻まれ、みなさんの〝審医眼〟を向上させる有用な情報となるはずです。

日本の医療技術は、確かに高いものです。

何より多くの医師は、豊富な知識と高い技術とを併せ持ち、尊い理念を念頭にして臨床の現場で戦い続けていらっしゃいます。

私自身、医療現場で格闘を続ける医師のみなさんの姿を垣間見ながら、いつもリスペクトする気持ちでいっぱいなのです。

しかし、それでもヤバい医者は、確実に存在しています。

この世に生を受けた以上、私たち人間は必ず老い、いつか死ぬ運命です。

そして、人生の後半……死ぬまでのどこか一時期で、ほとんどの人は医療機関を受診し、ドクターのお世話になることになるでしょう。

どうせ診療を受けるなら、ヤバい医者ではなく、しっかりとした医療行為を提供してくれるクリニックにかかりたい、安心安全なドクターに診てもらいたい……と思うのが当然です。

そんなときに本書が役立てば、著者としてそれに勝る幸いはありません。

診察を受ける前はもちろん、診療後のチェックにおいても、本書でご紹介した「ヤバい医者の見分け方」を反芻してみてください。

本書では、「ヤバい医者の見分け方」について20のエピソードに絞ってご紹介しましたが、実はヤバいドクターのお話はまだまだあります。

この続きは、また刊行のチャンスをいただけたときにみなさんにお伝えしたいと思います。

本書を制作するにあたり、企画編集 manic の西田貴史さん、自由国民社の竹内尚志さんにお世話になりました。

ここに感謝申し上げます。

令和という新しい時代を迎え、医療の世界もさらに新たなステージへと進んでいくことでしょう。

ヤバい医者を上手に避けて、私もみなさんとともに健康な人生を謳歌していきたいと思います。

著者プロフィール

三田はやと（みた・はやと）

医療業界関係者。

東京下町生まれ下町育ち。幼少期は身体が弱く、頻繁に入院や通院を繰り返していた。大学時代は国際色豊かな大学に通い、下町の医療（健康等）と海外の医療（健康等）の考えのギャップに驚く。

医療の業界に飛び込み10年以上活躍中。大規模病院やクリニックと取引を重ねる内に、そこで起こっている変革や保守性、特殊性を実体験する。特に医療業界のシステム変革のスピードについてはめざましいものがあり、近い将来に起こりうる変革を当事者として予想している。また、同時に医療制度におけるマイナス面や矛盾点、システムが変革してなおアナログな運用が数多くあり、質の高い医療の提供ができていないという矛盾点を数多く経験している。本書では、現役医療業界関係者として、医療現場の現在と未来について歯に衣着せぬ内容を徹底的に語りつくした。

Special Thanks to :

企画協力　岩谷洋昌（H&S株式会社）

制作協力　西田貴史（manic）

イラスト　micano

医療コーディネーターが教える
ヤバい医者の見分け方

二〇二〇年（令和二年）二月二十八日　初版第一刷発行

著　者　三田　はやと
発行者　伊藤　滋
発行所　株式会社自由国民社
東京都豊島区高田三―一〇―一一　〒一七一―〇〇三三
電話〇三―六二三三―〇七八一（代表）
造　本　ＪＫ
印刷所　横山印刷株式会社
製本所　新風製本株式会社